一次**有效的急救**

往往能够拯救

因意外而濒临逝去的**生命**

比医生快一步

儿童急救指导

主　编　许　峰

副主编　皮丹丹　唐晨曦

编　委（按姓氏笔画排序）

卢思为　皮丹丹　任小玲

刘文俊　许　峰　何　珊

陈　松　周　昉　唐晨曦

人民卫生出版社

·北京·

图书在版编目（CIP）数据

比医生快一步：儿童急救指导 / 许峰主编. —北京：人民卫生出版社，2024.2（2024.9重印）

ISBN 978-7-117-36032-6

Ⅰ. ①比⋯　Ⅱ. ①许⋯　Ⅲ. ①儿童–急救　Ⅳ. ①R459.7

中国国家版本馆CIP数据核字（2024）第051311号

人卫智网	**www.ipmph.com**	医学教育、学术、考试、健康，购书智慧智能综合服务平台
人卫官网	**www.pmph.com**	人卫官方资讯发布平台

比医生快一步　儿童急救指导

Bi Yisheng Kuai Yibu　Ertong Jijiu Zhidao

主　　编：许　峰
出版发行：人民卫生出版社（中继线 010-59780011）
地　　址：北京市朝阳区潘家园南里 19 号
邮　　编：100021
E - mail：pmph @ pmph.com
购书热线：010-59787592　010-59787584　010-65264830
印　　刷：天津市光明印务有限公司
经　　销：新华书店
开　　本：889×1194　1/32　印张：5
字　　数：99 千字
版　　次：2024 年 2 月第 1 版
印　　次：2024 年 9 月第 2 次印刷
标准书号：ISBN 978-7-117-36032-6
定　　价：89.90 元

打击盗版举报电话：010-59787491　E-mail：WQ @ pmph.com
质量问题联系电话：010-59787234　E-mail：zhiliang @ pmph.com
数字融合服务电话：4001118166　E-mail：zengzhi @ pmph.com

前言

普及健康知识，提高全民健康素养，已成为健康中国行动的主流步伐。然而，窒息、中毒、外伤、溺水等意外伤害事件依然是当前导致儿童致死及致残的主要原因。当意外发生时，家长能否在第一时间采取科学、有效的方法对孩子实施急救，很大程度上决定了后续的治疗结果。

作为一名儿科医生，在近40载的行医生涯中，我收治过无数因意外伤害而命悬一线的孩子，他们的遭遇令我倍感惋惜和痛心。我一直在思考如何普及急救知识，帮助家长有效预防并及时处理儿童常见急症和意外伤害，而这正是本书的创作初衷。

本书归纳整理了一系列常见的儿童需要急救的情况，如小儿常见急症、中毒、意外事故，囊括了常用的急救技术，在不同日常生活场景中，不仅介绍了具体的急救措施，还呈现了清晰的判断流程、针对后续治疗的提示以及预防该类情况的建议等，配合精美的图片以及科普视频，帮助家长清晰、准确地理解、掌握急救知识并将其运用于实际生活中，希望这些知识能在漫漫育儿路上助大家一臂之力。

希望本书能成为各位家长熟识儿童急救知识、技能的宝典，当不幸或意外发生时，能够在急救人员到达之前及时采取有效的急救措施，化险为夷，减轻伤害！

少年强，则国强，少年健康，则国健康，愿国之未来能够迎着朝阳茁壮成长！

许　峰

2023 年 11 月

目录

第三章

意外事故

第四章

常用急救技术

第一章

小儿常见急症

高热

科普角 可以使用体温计测量腋下温度（简称"腋温"）。正常人体的腋温为 36.0 ~ 37.4℃，37.5 ~ 38.0℃为低热，38.1 ~ 38.9℃为中热，39.0 ~ 40.9℃为高热，≥41.0℃为超高热。

除了腋温，还可以用体温计测量肛温、口腔温度，采用红外线测温仪测量耳内的鼓膜温度。测量的部位不同，发热的判断标准亦不同。

发热本身并不是一种疾病，但它是众多疾病的主要临床表现和首发症状，所以除发热外，家长更应关注孩子的伴发症状，如咳嗽、呕吐、腹泻、惊厥。

家庭急救 ## 1. 测量体温

测量体温前应避免让孩子过度活动，家长应为孩子擦干腋下皮肤，将体温计的感测头置于腋下最前端与身体平行的位置，让孩子的手臂紧靠身体，确保体温计被皮肤完全覆盖且不受空气影响。持续测量 5 ~ 10 分钟后取出体温计，刻度显示的数值即为即时体温。

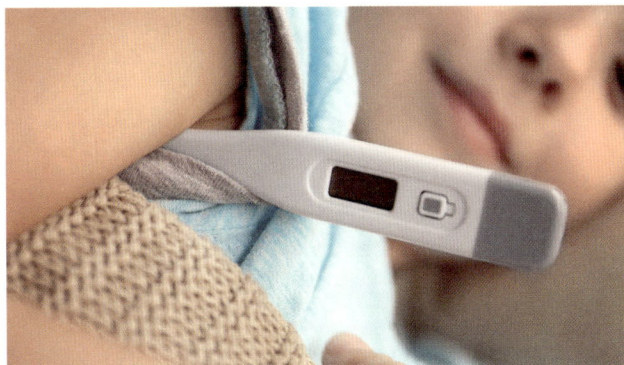

2. 适当减少衣物并调节室内温度

如果孩子正在发热，家长应适当为其减少衣物，将新生儿、小婴儿的包被松开，调节室内温度至适宜范围（22～24℃）。

3. 冷湿敷

家长可以将用冷水打湿的毛巾放于患儿前额部位并适时更换，具有一定的退热作用。

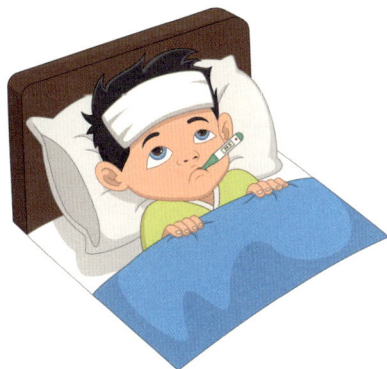

4．温水擦拭或温水浴

可以用比孩子体温稍低的温水为其擦拭全身，并可适当增加对于颈部、腋下、肘窝、腹股沟等处的温水擦拭。如果孩子身体条件允许，也可进行温水泡浴，时间以 15 ~ 20 分钟为宜。

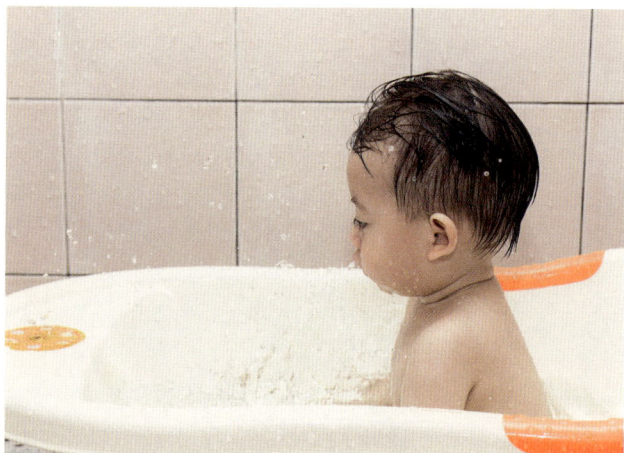

5．药物退热

当孩子腋温 <38.2℃时，可采用物理降温退热；2 月龄以上儿童当腋温≥38.2℃伴明显不适时，可予以解热镇痛药退热（布洛芬或对乙酰氨基酚，应严格按照药品说明书使用）。若孩子曾有热性惊厥史，当腋温≥38℃时即需要积极进行物理降温并应用以解热镇痛药退热。

6. 如果出现任何家长无法把握的情况，应该带孩子及时前往最近的医疗机构就诊。

注意事项

➤ 不要用冰水及酒精为孩子擦浴。

➤ 不要未经医生诊治就自行给孩子使用抗生素。

➤ 孩子发热时切忌捂热发汗，这样做不仅无助于退热，而且有引发脱水、电解质紊乱的风险。

➤ 当孩子出现畏寒、寒战、四肢冰冷等症状时，慎用物理降温。

窒息

窒息是呼吸道不通畅导致的急性缺氧，各种原因导致的窒息是儿童时期心搏骤停最常见的病因，是引起婴幼儿死亡的高危因素。窒息时间越长，病死率越高，预后越差，因此家长应该快速识别窒息并予以有效急救。

1．对于因外物而窒息的孩子

应立即解除引发窒息的原因，如立即解除缠绕在孩子脖颈上的绳索、套在头上的塑料袋、卡在喉咙中的异物、盖住口鼻处的衣物或被子等。

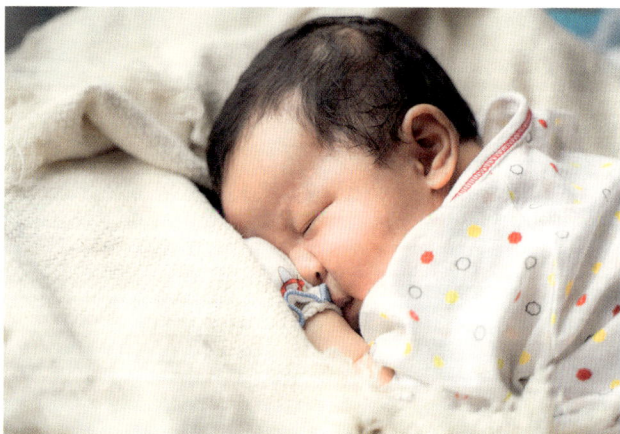

2．对于因溺水而窒息的孩子

应立即帮助其脱离溺水环境。

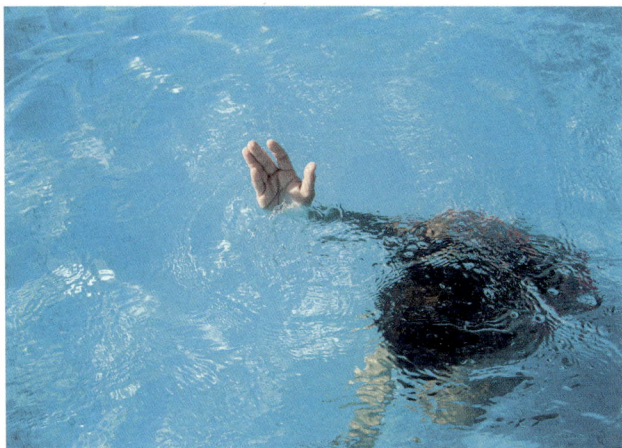

3．对于因有毒化学气体而窒息的孩子

应立即帮助其脱离中毒环境，将其移至开阔且空气流通处（应在中毒环境的上风口处）。

4．对于因吐奶、呕吐引发误吸而窒息的孩子

应立即使其处于侧卧位并清理呼吸道。必要时立即采用气管异物急救法对其进行急救。

5．若判断孩子心搏骤停，应立即进行心肺复苏并拨打 120 急救电话。

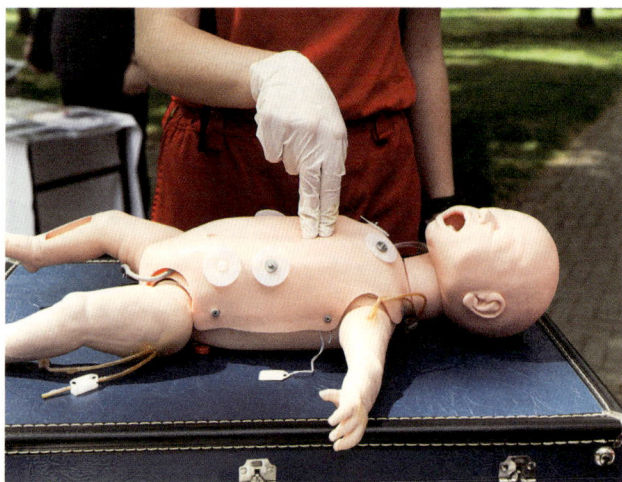

6. 抢救成功后，家长应带孩子及时前往最近的医疗机构就诊。

注意事项

➤ 家长应认真观察患儿的面色、唇色，以免心搏骤停的孩子错过最佳的心肺复苏时机。

➤ 新生儿及小婴儿吃奶后不要立即采用平卧位，应将其置于侧卧位以防吐奶、窒息；注意衣物及被子不要遮住孩子的口鼻。

➤ 不要过早给孩子吃果冻、坚果。

➢ 避免孩子在哭闹、玩耍、说话时进食。

➢ 让孩子尽量远离会导致窒息的高危物品，并帮助孩子建立防窒息的安全意识。

鼻出血

鼻出血大多呈自限性，经过恰当处理后出血可很快停止。鼻出血病因较多，局部因素包括各类鼻炎、鼻腔异物、挖鼻、鼻部外伤、鼻腔肿瘤等；全身因素包括出 / 凝血障碍性疾病、肿瘤性疾病以及抗凝药的不良反应等。

家庭急救

1. 家长应保持冷静，同时注意安抚孩子的情绪

家长的安抚可以有效减少孩子的哭闹，哭闹除了容易引起呛咳外，还会使孩子的血压升高，使出血量增加。

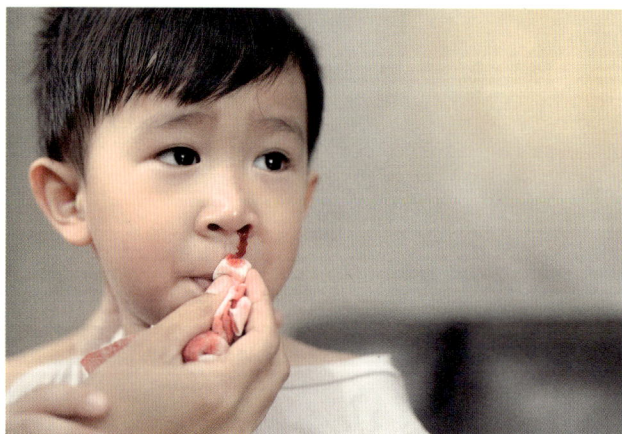

2. 帮助止血

让孩子尽量取坐位、头部稍向前倾。让孩子用拇指和示指压迫自己的鼻根部和两侧鼻翼，对于低龄儿童，家长可以帮助其按压止血，时间为 5 ~ 10 分钟。在按压的同时，家长应指导孩子张口呼吸，并将从鼻咽腔流到口中的血液吐出。

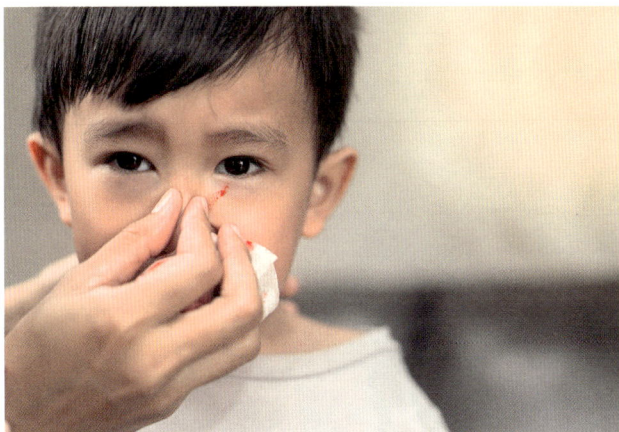

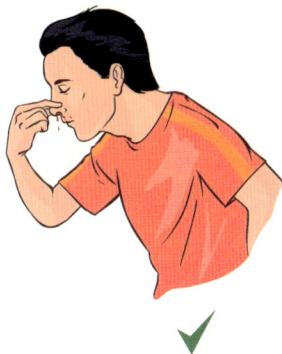

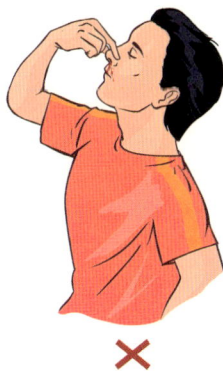

3．冷敷

家长可将毛巾浸冷水后敷于孩子的额头、颈部，帮助促进毛细血管收缩，帮助止血。

4. 家长应带孩子及时前往最近的医疗机构就诊。

注意事项

> 鼻出血时应注意避免让孩子仰头，以免出血量较大或哭闹时血液流入咽喉部引起呛咳、窒息。

> 不要用纸巾填塞鼻孔以止血。

> 不要让孩子吞咽流入口腔中的血液，吞咽血液可能引起恶心、呕吐。

> 日常生活中应纠正孩子频繁挖鼻孔、揉鼻子等行为，同时要帮助孩子勤剪指甲，保持手卫生。

> 低龄儿童有可能将玩具、果核、食物等小异物塞入鼻腔，应注意对孩子进行安全教育和引导，预防此类事件的发生。

惊厥

惊厥又称抽搐、抽风、惊风，是神经元功能紊乱引起的脑细胞异常放电所致的全身或局部肌肉抽搐，常表现为双眼凝视或向一侧斜视、口角抽动，四肢对称或不对称地强直或抽动，发作时大多意识丧失，时间稍长可伴口吐白沫、口唇发紫，是需要紧急处理的小儿常见急症。

惊厥常继发于发热、呕吐或腹泻，也可见于颅内感染、颅内占位性病变、癫痫、中毒等严重疾病。

1. 家长应保持冷静，同时注意对于惊厥的识别

面对孩子的惊厥，家长应迅速冷静下来，可以请其他家属帮忙录下孩子惊厥的视频，记录好惊厥的持续时间，帮助接诊医生更好地判断病情、作出诊断。

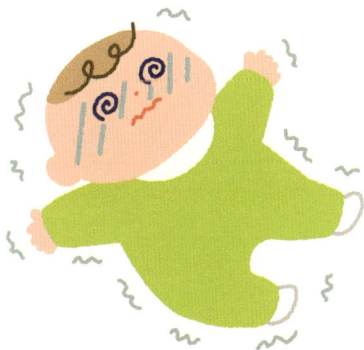

2. 确保孩子气道通畅

立即使孩子处于平卧位，松解其衣领，垫高肩部，帮助开放气道，并使孩子的头部偏向一侧，避免窒息和误吸。

3. 处理发热

如孩子有明确的发热表现，可应用布洛芬栓剂或对乙酰氨基酚栓剂（塞入肛门）退热。

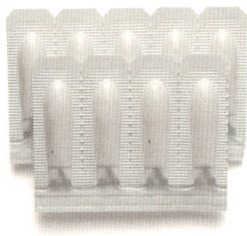

4. 家长应带孩子及时前往最近的医疗机构就诊或拨打 120 急救电话。

注意事项

➤ 在惊厥发生时，家长不要试图撬开孩子的嘴或向其口中塞入任何物品，塞入的物品有可能阻塞孩子的呼吸道导致窒息，还有可能伤害孩子的牙齿。

➢ 不要强行按压孩子并限制其抽动，强行按压有可能导致孩子受伤。

➢ 当孩子因高热而意识不清时，家长不要经口喂退热药，以免引起误吸。可选用退热栓剂塞入肛门以助退热。

➢ 不要用酒精擦拭孩子的身体来降温，酒精可通过皮肤吸收，有可能引起酒精中毒。

➢ 曾经有过发热惊厥史的孩子在发热时家长应采取更加积极的物理降温及药物退热措施（体温≥38℃）。

晕厥

晕厥是一种突发性、短暂性的急性脑缺血或缺氧症，多数孩子在调整姿势后数秒至数分钟内可自行恢复，如果孩子不能被叫醒或在短时间内不能清醒则为昏迷。

常见的晕厥包括低血糖晕厥、血管迷走性晕厥、心源性晕厥及脑源性晕厥。较大的孩子常描述晕厥发作前会感到头晕、眼前发黑、心慌、心悸、全身无力等。晕厥的发作常与环境、情绪等因素有关。

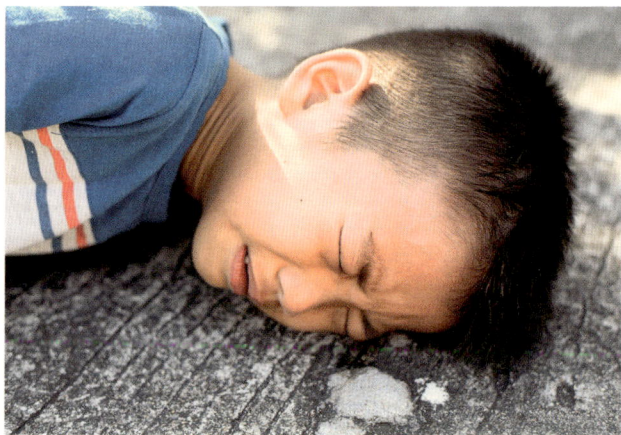

1. 家长应保持冷静，并确保孩子气道通畅

立即将孩子平卧，垫高肩部，帮助其开放气道，松解衣领、裤带。

2. 尝试唤醒孩子

可以通过呼唤孩子的名、弹/拍足底、捏耳垂等方式刺激孩子以帮助其恢复意识。

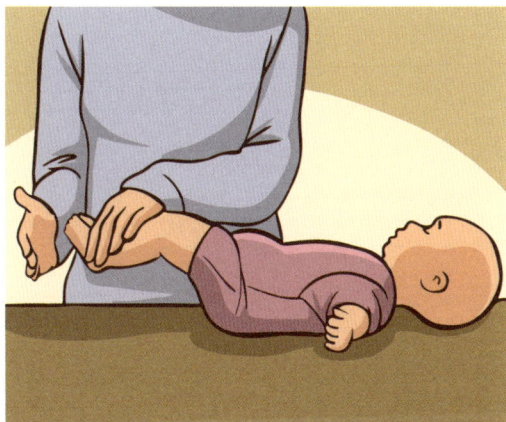

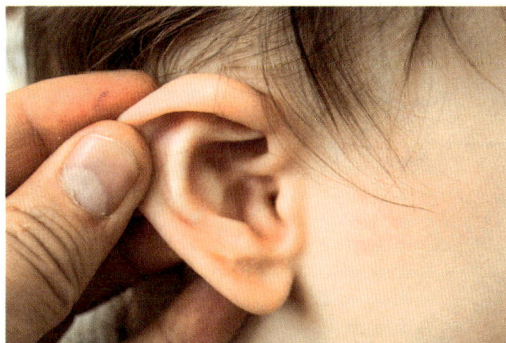

3. 若判断孩子心搏骤停，立即进行心肺复苏并拨打 120 急救电话。

4. 家长应及时带孩子前往最近的医疗机构就诊。

注意事项

➢ 家长切忌因惊慌失措而未能及时观察患儿面色、唇色的变化，使心搏骤停的孩子错过最佳的心肺复苏时机。

➢ 如孩子既往已有明确的引起晕厥的诱因，在日常生活中应注意避免。

喘息

科普角 喘息是指各种原因导致支气管管腔变窄，使呼出气流受限并发出类似"吹哨子""拉风箱"的声音，常伴有咳嗽、气促、憋气、胸闷等症状。

引起反复喘息的病因除了最常见的支气管哮喘外，还有喘息性支气管炎、肺炎、支气管异物、气道畸形、闭塞性细支气管炎等。

家庭急救 1. 对于因过敏而引发喘息的孩子，应立即脱离过敏环境。

对于年龄较大的儿童，可取端坐位或侧卧位；对于低龄儿童，家长可将其抱起，安抚孩子的情绪，注意保持气道通畅。

2. 对于因支气管哮喘等疾病引发的喘息，如果家中备有吸入激素和/或支气管舒张剂，家长应立即为孩子用药。

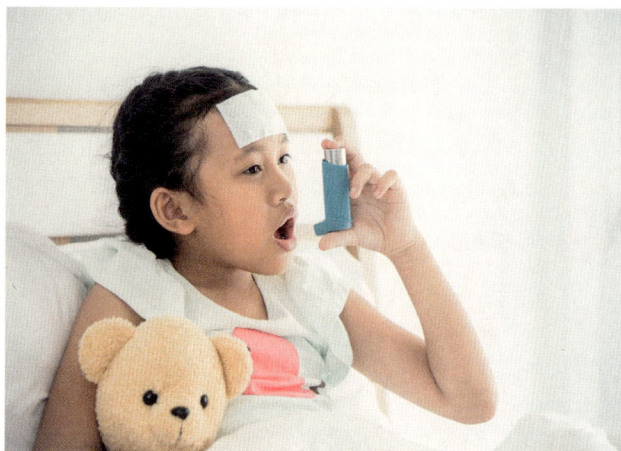

3. 在条件允许的情况下可以让孩子吸氧、进行雾化治疗。

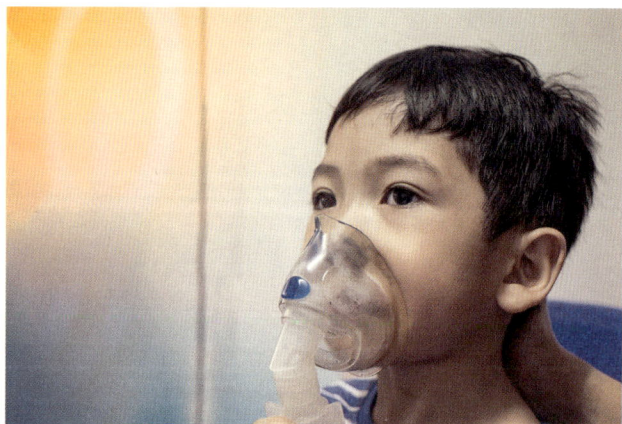

4. 若患儿心搏骤停，家长应立即进行心肺复苏并拨打 120 急救电话。

5. 家长应及时带孩子前往最近的医疗机构就诊。

注意事项

- ➢ 家长切忌因惊慌失措而未能及时观察患儿面色、唇色的变化，使心搏骤停的孩子错过最佳的心肺复苏时机。
- ➢ 对于过敏体质的孩子（幼时曾患湿疹、鼻炎、过敏性肠炎等），应到医院进行相关检查以明确过敏原，并注意在日常生活中远离过敏原。
- ➢ 对于反复喘息且症状较重的孩子，家中应该常备吸入激素和支气管舒张剂、雾化机。有条件可备氧疗机、血氧饱和度监测仪，密切监测孩子的心率及血氧饱和度。

咯血

咯血指喉部及其以下的气管、支气管或肺组织出血，并经咳嗽动作从口腔排出，咯出的血液常混有痰液。

引起咯血的疾病很多，包括呼吸系统疾病，如肺炎、肺结核、支气管扩张、肺部肿瘤、肺脓肿、特发性肺含铁血红素沉着症等；也可见于肺外疾病，如心力衰竭、凝血功能紊乱、免疫性血管炎等。

家庭急救

1. 若仅为痰中带血丝，家长应保持冷静并安慰孩子，消除孩子的紧张情绪，同时让孩子减少活动。

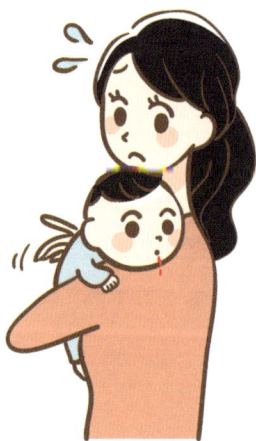

2. 轻拍孩子背部，帮助血液排出。

3. 当咯血量较大且孩子意识清醒、能够配合时，可帮助孩子取前倾位端坐以预防窒息。

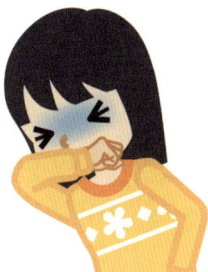

4. 当咯血量较大且孩子意识不清或不能配合时，家长应帮助孩子取侧卧位以预防窒息。

5. 若患儿心搏骤停，家长应立即进行心肺复苏并拨打 120 急救电话。

6. 家长应及时带孩子前往最近的医疗机构就诊。

注意事项

➢ 咯血时禁止向孩子喂食。

➢ 咯血时禁止让孩子呈仰卧位。

➢ 咯血时让孩子避免用力屏气。

呕血

科普角

消化道出血经口腔呕出，称为呕血，呕血前多有恶心、上腹部不适等症状，呕出的血液可呈咖啡色或鲜红色，一般呕血量较少，但也可出现危及生命的大出血，呕血后常有黑便。呕血应该与口腔、鼻、咽喉等部位的出血以及咯血鉴别。

呕血可由消化系统疾病导致，如应激性溃疡、食管－胃底静脉曲张等；也可由全身性出/凝血障碍性疾病导致。若母乳喂养的宝宝出现呕血表现，还应考虑吞咽乳头处出血的可能性。

家庭急救

1. 让孩子绝对卧床休息，呈侧卧位以防误吸，保持安静，注意保暖。

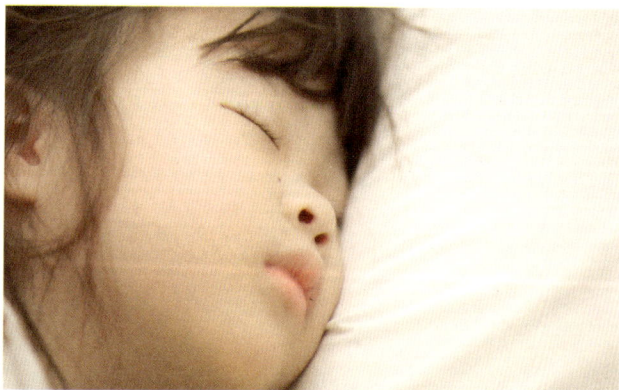

2. 让孩子暂停进食和饮水。

3. 家长应及时带孩子前往最近的医疗机构就诊。

注意事项

➢ 遵医嘱帮助孩子逐步恢复饮食及饮水，注意从流质饮食逐渐过渡至正常饮食，勿食辛辣刺激、坚硬的食物。

➢ 慎用或禁用对胃黏膜刺激大或可能导致急性胃黏膜损伤的药物，如布洛芬、阿司匹林等非甾体抗炎药。

便血

血液从肛门排出，粪便颜色呈鲜红色、暗红色、果酱样或柏油样黑便，均称为便血。便血多见于下消化道出血，也见于量较大的上消化道出血。

儿童便血的原因有肛裂、肠息肉、急性坏死性肠炎、急性肠套叠、牛奶蛋白过敏性肠炎、感染性腹泻、梅克尔憩室等。

家长可自行初步判断便血的量及原因。

> 若为大便表面带血，观察孩子的肛门是否有裂口，是否存在肛裂。

> 若孩子表现为阵发性哭闹伴果酱样大便，应警惕急性肠套叠的可能性。

> 若孩子伴有发热、呕吐或腹泻，应考虑感染性腹泻或坏死性肠炎等。

> 若孩子大便中带有鲜血丝，应考虑过敏性肠炎等。

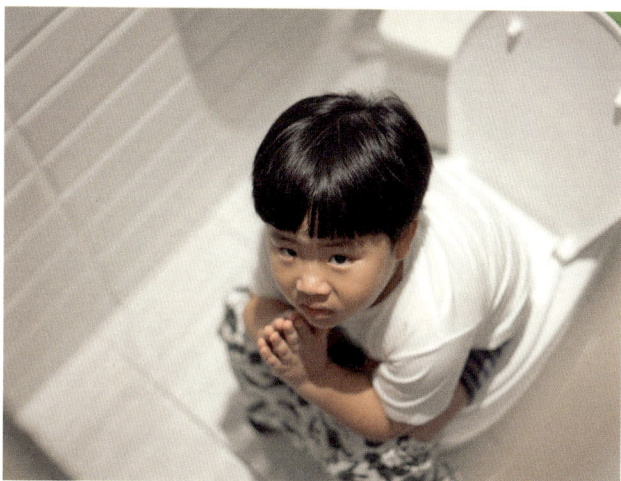

1. 排除假性便血

首先应排除鼻出血、拔牙等咽下的血液或进食禽畜血、水果、服药（如含有铁、铋和骨碳的药物）和含有色素的食物而导致的假性便血。

2. 出现便血症状后应让孩子禁食禁饮。

3. 家长应及时带孩子前往最近的医疗机构就诊。

注意事项

➤ 家长应为孩子提供营养均衡的饮食，让孩子多吃蔬菜水果、多饮水，养成良好的排便习惯。

➤ 在为宝宝添加辅食前可查过敏原，注意规避过敏食物。

➤ 提醒孩子勤洗手，养成良好的卫生习惯，不吃手、不啃指甲。

低血糖

儿童低血糖常发生于进食过少、极度饥饿或腹泻脱水的情况下，或者糖尿病患儿胰岛素使用过量，出现以交感神经兴奋和脑细胞缺氧为主要特征的症状。

低血糖早期表现为面色苍白、大汗淋漓、四肢颤抖，年长儿可诉说自己有心慌、饥饿感。严重的低血糖可引起抽搐、昏迷等。

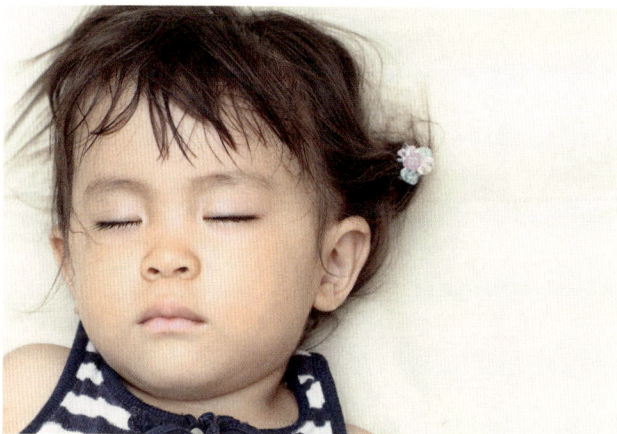

1. 若孩子意识清醒，家长应立即给予其含糖饮品、糖果或巧克力以快速升高血糖。

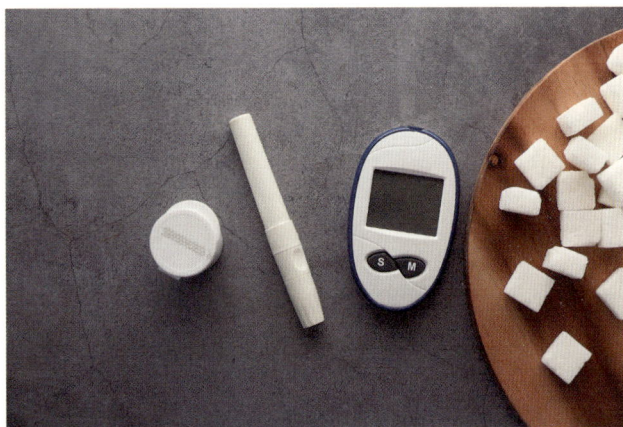

2. 若孩子昏迷，或出现抽搐，家长应立即将孩子肩颈部抬高，开放气道，使其头部偏向一侧，防止胃内容物反流误吸导致窒息。

3. 家长应及时带孩子前往最近的医疗机构就诊。

注意事项

➢ 新生儿、小婴儿、糖尿病患儿应特别注意低血糖的预防。

➢ 如果出现反复多次不明原因低血糖，应住院治疗以便积极寻找病因。

晕动症

俗称晕车、晕船、晕机，以乘坐交通工具时出现上腹部不适、面色苍白、出冷汗、恶心、呕吐、头晕等为主要表现，严重者可出现血压下降、休克等，症状多于停止乘坐交通工具后缓解。

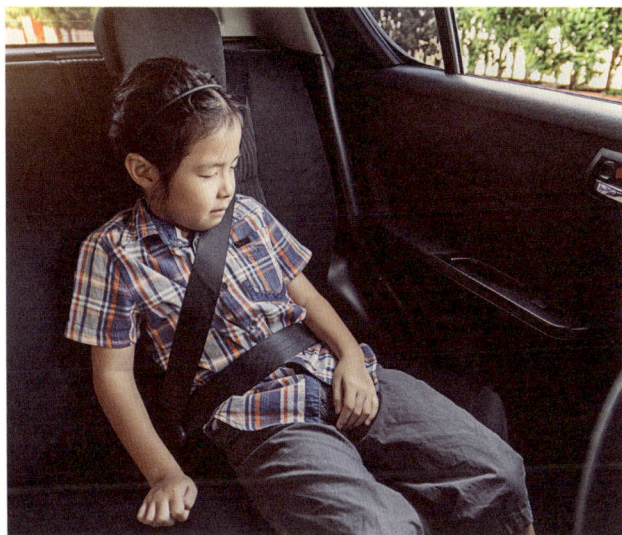

家庭
急救

1. 乘坐交通工具时应为孩子开窗通风，保持空气流通。

2. 让孩子靠在座位靠背上或取平卧位，保持头部不动，安抚孩子，尽量让其睡觉。

3. 让孩子坐在靠前排的位置，可看窗外远处风景，不要看书、玩手机。

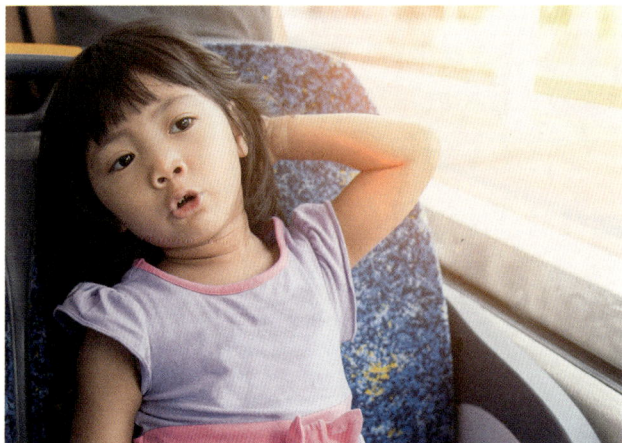

4. 若症状持续加重，建议带孩子下车休息。

5. 家长应及时带孩子前往最近的医疗机构就诊。

注意事项

➤ 乘车前不要让孩子过饥或过饱，不建议给孩子吃高蛋白和油腻的食物。

➤ 应尽量为孩子选择行驶比较平稳的交通工具出行。

呕吐

呕吐俗称反胃、恶心，常见于消化系统疾病，如胃肠炎、肠梗阻、消化道畸形等；也可以是其他脏器疾病的伴发症状，如上呼吸道感染、肺炎、代谢紊乱、颅内出血、颅内感染等。

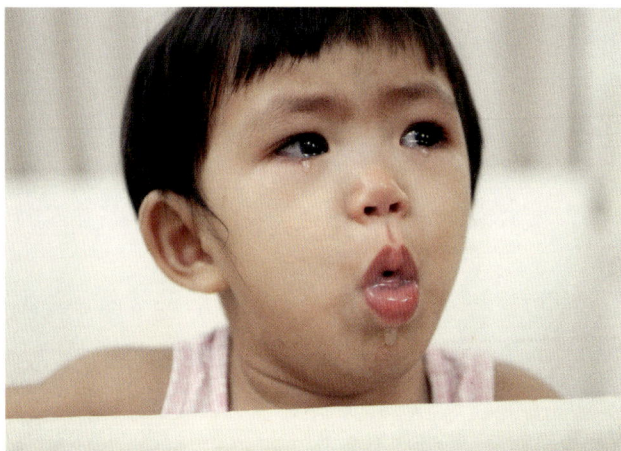

1. 呕吐时应将孩子的头部偏向一侧，或让孩子身体前倾，防止误吸。

2. 暂禁食水 1~2 小时，在此期间家长应注意观察孩子有无眼眶凹陷、哭时泪少或无泪、少尿或无尿等脱水表现。

3. 呕吐停止 1~2 小时后，可以让孩子少量多次饮水，最初一次 5~20mL。如果饮水后并未发生呕吐，过半小时可再试着饮水，之后逐渐增加饮水的量和频次。

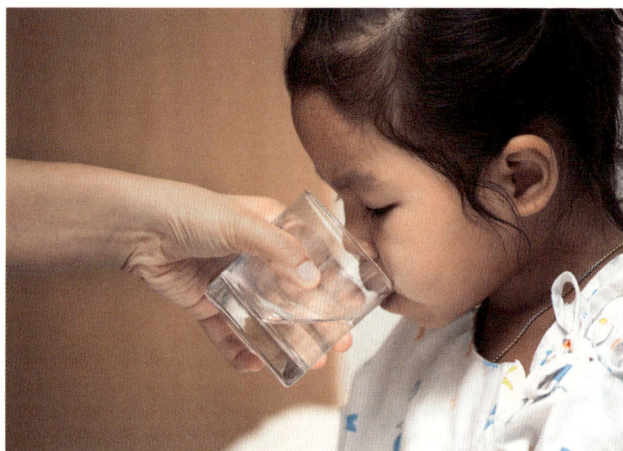

4. 口服补液盐是最便捷的补液品，若无口服补液盐，也可用加盐的米汤代替。

5. 如出现家长无法把握的情况，应及时带孩子前往最近的医疗机构就诊。

注意事项

➢ 切忌在孩子吐后立即喂水、喂奶、喂药。

> 切忌在未经医生诊治的情况下自行为孩子使用止吐药。

> 切忌在呕吐时让孩子呈仰卧位。

> 切忌让孩子暴饮暴食，或食用生冷及过期食物。

> 提醒孩子勤洗手，帮助孩子养成良好的卫生习惯，锻炼身体，改善免疫力。

腹泻

小儿腹泻是由多种病原、多种因素引起的以大便次数增多、大便性状改变为特点的一组消化系统疾病，可伴有发热、呕吐、腹痛等症状，夏秋季高发，常发生于6个月至2岁小儿，婴幼儿腹泻易引起脱水和电解质紊乱。

口服补液盐能为轻中度脱水患儿补充水和电解质，每包兑250mL温水（不能一包分几次兑，也不能加糖）。<6个月的孩子，每次饮用50mL；6个月至2岁的孩子，每次饮用100mL；2～10岁的孩子，每次饮用150mL。口服补液盐一般不用于新生儿和早产儿。

1. 在孩子发生腹泻期间，为预防脱水，家长应该鼓励孩子多饮水，也可酌情饮用口服补液盐（参照说明书使用）、盐水以及盐米汤。

2. 家长应密切关注孩子的尿量。对于婴儿，应该在便后及时为其更换纸尿裤或尿布。

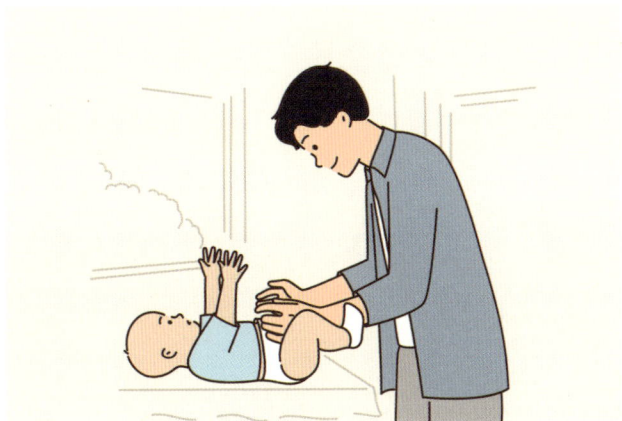

3. 若为母乳喂养的宝宝，妈妈要注意规避易引起过敏的食物，如牛奶、鸡蛋、鱼、大豆、花生、贝类、小麦、坚果等；正在添加辅食的宝宝如果出现腹泻，则应暂不添加新的辅食种类。

4. 如出现家长无法把握的情况，应及时带孩子前往最近的医疗机构就诊。

注意事项

➤ 如果正在母乳喂养的宝宝出现腹泻，妈妈不应自行停母乳或更换奶粉。

> 切忌在未经医生诊治的情况下自行为孩子使用抗生素。

> 切忌在未经医生诊治的情况下自行为孩子使用止泻药。

> 家长应确保孩子的食物新鲜、清洁，避免为其提供油腻的饮食。

> 提醒孩子勤洗手，帮助孩子养成良好的卫生习惯。

头痛

儿童头痛可分为原发性头痛，如偏头痛、紧张性头痛和丛集性头痛；继发性头痛，如脑肿瘤、脑积水、急性颅内出血等引发的头痛。儿童头痛也可继发于感冒、鼻窦炎、眼屈光不正等。

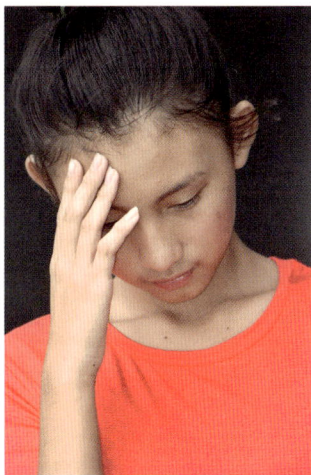

多达 90% 的孩子在 18 岁前体验过头痛，大多无特异性且为良性，反复发作或持续的头痛可能是某些器质性疾病的信号。

1. 若头痛间断发作，程度不剧烈，孩子精神、活动如常，可让其于安静、避光、无异味的房间休息。

2. 家长可以用湿帕子或冰袋冷敷孩子的前额。

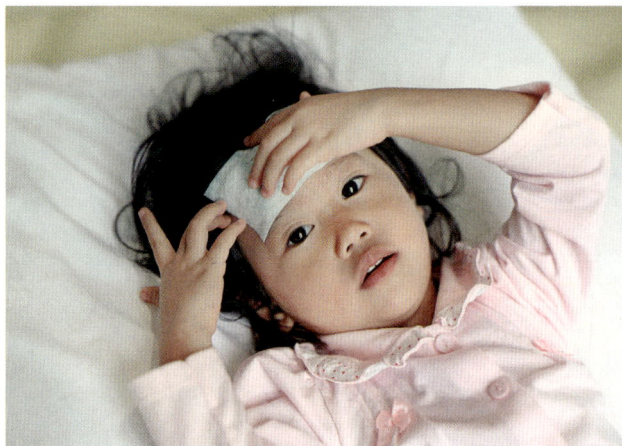

3. 家长可以用双手手指轻揉孩子两侧太阳穴，帮助其缓解疼痛。

4. 家长应及时带孩子前往最近的医疗机构就诊。

注意事项

➢ 切忌在未经医生诊治的情况下自行为孩子使用止痛药，这样做可能会掩盖病情。

腹痛

科普角
腹痛是小儿时期的常见症状，分为功能性腹痛和器质性腹痛。功能性腹痛的常见原因是肠胀气、胃肠道痉挛；器质性腹痛的常见原因是胃肠炎、肠套叠、肠蛔虫症、阑尾炎、肠梗阻等。部分肠外疾病，如心肌炎、酮症酸中毒、代谢性疾病也可以腹痛为首发症状。

家庭急救
1. 家长可轻按腹部观察孩子的面部表情，同时仔细观察孩子的腹痛位置、疼痛程度、持续时间及伴随症状。

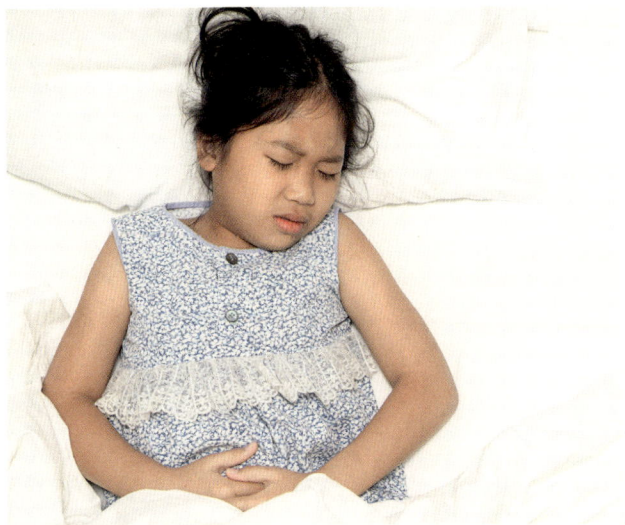

2. 家长可通过顺时针轻揉腹部、适当热敷等方式帮助孩子缓解腹痛。若上述措施无法缓解腹痛，则应立即停止并尽快带孩子前往最近的医疗机构就诊。

3. 若孩子在腹痛的同时伴有腹胀、大便未解、间断脐周疼痛，可予以开塞露纳肛助排便。

注意事项

➢ 切忌在未经医生诊治的情况下自行为孩子使用止痛药，以免掩盖病情。

➢ 轻揉腹部腹痛无缓解甚至腹痛加重时应停止上述操作并及时就医。

中暑

科普角 中暑是指人体在持续高温和热辐射作用下，出现的机体体温调节功能障碍，从而引发的一系列水、电解质代谢紊乱及神经系统损害症状。如中暑未得到及时处理，严重者可引起抽搐、永久性脑损伤，甚至死亡，故及时识别及处理中暑非常重要。

根据临床表现，中暑可分为先兆中暑、轻度中暑和重度中暑。

先兆中暑

体温≤37.5℃，伴大汗口渴、头晕眼花、胸闷恶心、注意力不集中、四肢发麻等。

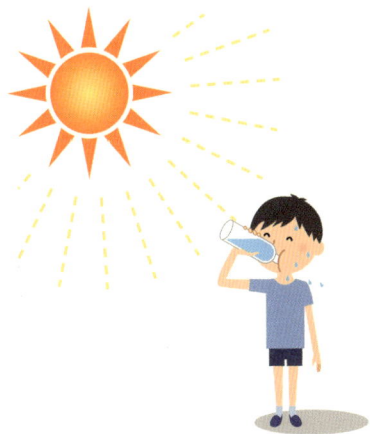

轻度中暑

体温＞38℃，面色潮红或苍白、呕吐气短、脉搏细弱、心率增快、血压下降等。

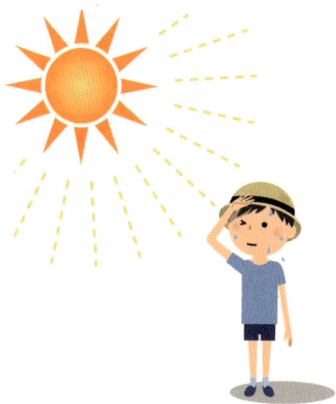

重度中暑

体温＞40℃，皮肤干燥无汗、呼吸浅快，昏倒或痉挛，意识丧失等。

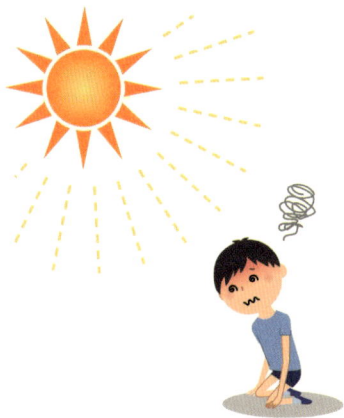

1. 家长应迅速将中暑的孩子转移至阴凉通风处，让孩子平卧休息，可适当垫高其肩颈部，帮助其解开衣裤，以利于呼吸和散热。

2. 家长可用凉湿毛巾敷于孩子的头部，或将冰袋、冰块用薄毛巾包裹后置于孩子的头部、腋窝、大腿内侧等处，加速散热。

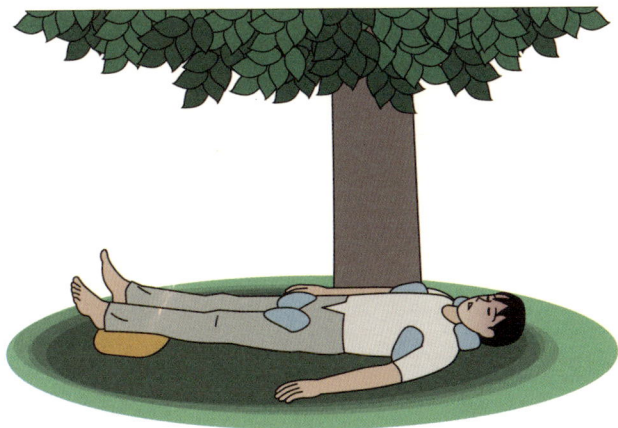

3. 打开风扇或空调，注意不要对着中暑者直吹。注意监测中暑者的体温，每 10 ~ 15 分钟测量一次，轻度和重度中暑者以体温降至 38℃左右为宜。

4. 对于意识清醒者，可给予其含盐的清凉饮料、茶水或者果汁。

5. 家长应及时带孩子前往最近的医疗机构就诊。

注意事项

➢ 对于中暑昏迷的孩子，禁止向其喂任何液体，以免造成窒息。

➢ 家长应避免带孩子在炎热的夏季户外长时间暴晒或玩耍，注意在夏季外出时为孩子防晒及补液。

昏迷

昏迷是各种原因导致的持续的严重脑功能障碍，表现为意识丧失、对外界刺激无反应，不能被唤醒，但呼吸、心搏存在，昏迷是脑功能衰竭的主要表现之一。

引起昏迷的原因可能是脑部疾病，如颅内感染、颅内占位、颅内出血等；也可能是全身性疾病所致，如酒精中毒、一氧化碳中毒、肝性脑病、尿毒症昏迷等。

1. 家长应保持冷静，立即将孩子置于平卧位。垫高肩部，为其开放气道，使其头部偏向一侧，为其松解衣领、裤带。

2. 家长可尝试通过呼唤孩子的名字、捏耳垂、弹足底等方式帮助孩子恢复意识。

3. 若孩子心搏骤停，家长应立即为其进行心肺复苏并拨打 120 急救电话。

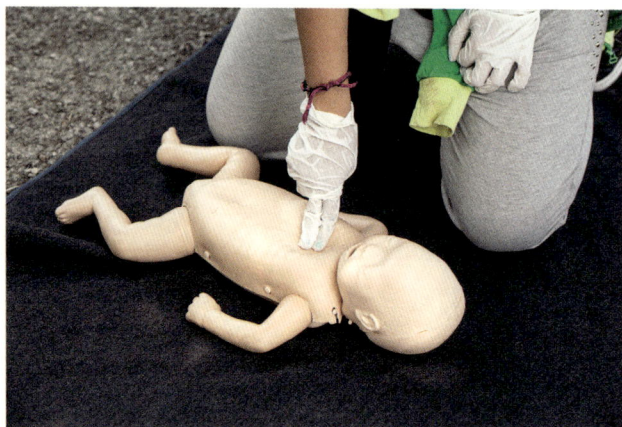

4. 家长应及时带孩子前往最近的医疗机构就诊。

注意事项

➢ 切忌为昏迷的孩子喂药、喂水。

荨麻疹

荨麻疹是各种原因导致皮肤、黏膜小血管扩张及渗透性增加而出现的一种局限性水肿反应，又称风团、风疙瘩、风疹块。

基本损害为皮肤出现风团，伴明显瘙痒，风团呈鲜红色或水肿性红斑，大小和形态不一，发作时间不定，部分孩子可能伴发恶心、呕吐、头痛、胸闷等全身不适。

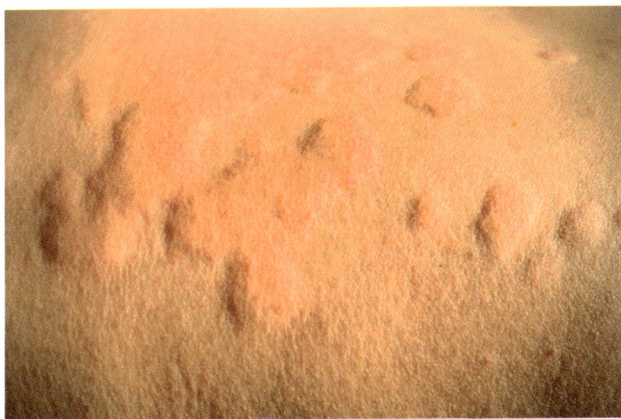

1. 脱离过敏原

如果能够明确引起孩子荨麻疹的原因，家长应尽快帮助孩子脱离可能的过敏原（花、动物、药品、食物等）。

2. 间断冷敷

家长可以用毛巾裹住冰冻的矿泉水或用雪糕为孩子进行间断冷敷。冷敷的位置就是孩子感到痒的地方，温度以 5 ~ 10℃为宜，每次冷敷 10 ~ 20 分钟。

3. 家长应告诉孩子不要抓挠风团以免引起感染。对于低龄儿童，家长应避免其抓伤皮肤。

4. 家长应及时带孩子前往最近的医疗机构就诊。

注意事项

➤ 家长应帮助孩子养成规律作息、早睡早起的习惯。

➤ 保持孩子房间的清洁，勤晾晒被褥。

➤ 家长应帮助孩子避免接触过敏原。

剧烈啼哭

对于不会说话或不能与家长有效沟通的宝宝，啼哭往往是其表达需求或不适的方式。啼哭可能是生理性的，也可能是病理性的，病理性啼哭可见于鼻塞、咽痛、咳嗽、头痛、耳痛、皮疹、尿布性皮炎、呕吐、腹痛、腹胀、腹泻、尿痛等各种情况。

生理性啼哭一般不剧烈，解除原因后可停止。对于剧烈啼哭的宝宝，家长可以采取以下措施。

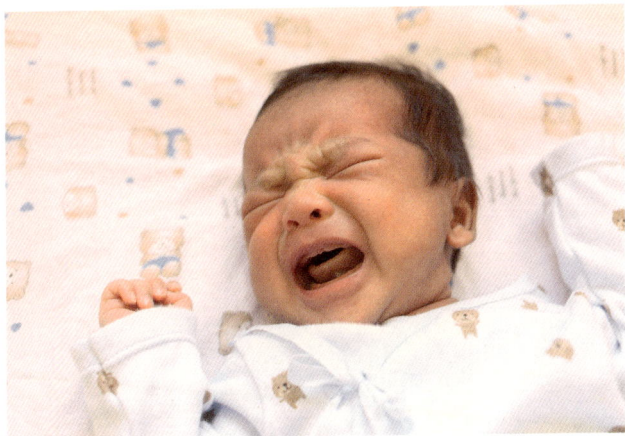

1. 家长应仔细观察宝宝是否存在饥饿或过饱、困倦、便后不适、冷热刺激、肠胀气、情感需求等引发啼哭的原因。

2. 家长可以抱起宝宝满足其情感需求。

3. 家长可以用玩具逗弄宝宝，转移他的注意力。

4. 家长可以给宝宝喂奶（母乳喂养更佳）。

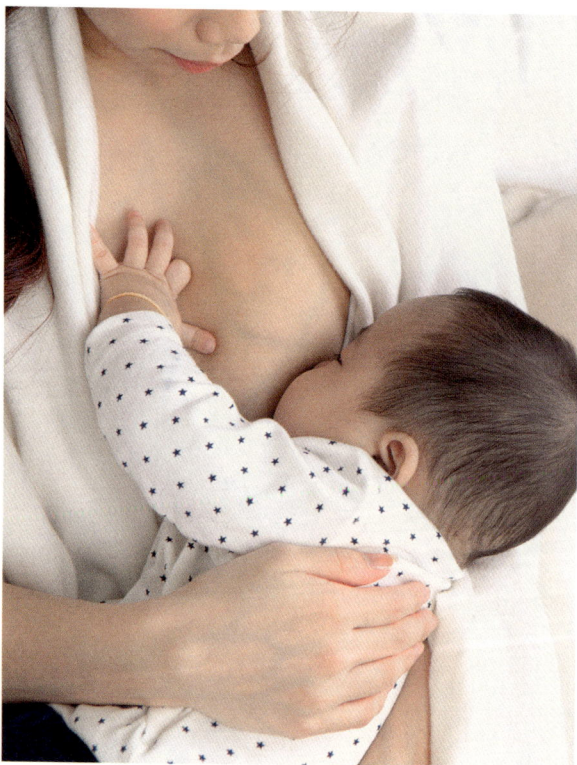

5. 家长可以安抚宝宝以帮助其入睡。

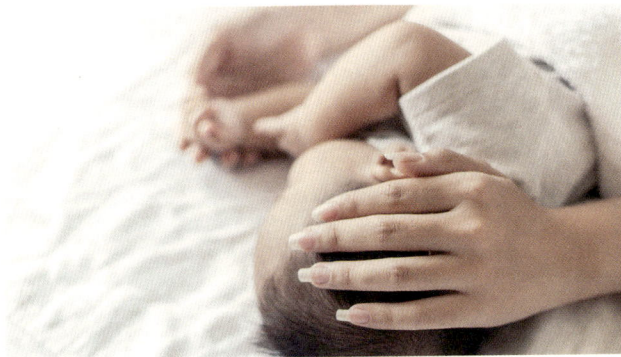

6. 家长应查看宝宝是否需更换纸尿裤或尿布。

7. 家长应根据环境温度为宝宝适当增减衣物。

8. 如果判断宝宝可能存在肠胀气，家长可以轻拍宝宝的背部或者顺时针轻揉其腹部，也可以采用"飞机抱"以帮助排气。飞机抱，即在宝宝吃奶半小时后，

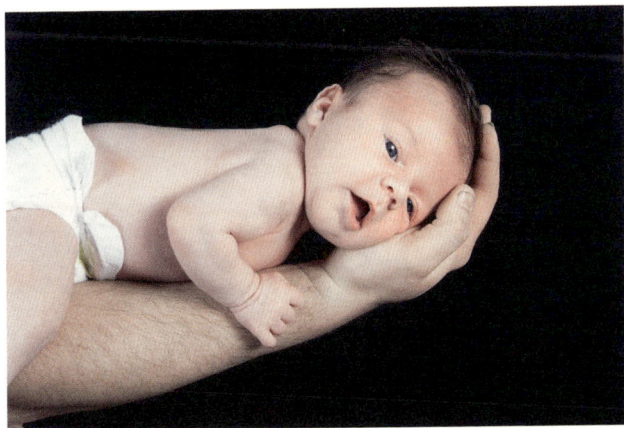

家长用一只手托住宝宝的头颈，手臂从宝宝的胸前穿过，托住宝宝的胸腹，让宝宝的身体趴家长的前臂上。飞机抱的时间应控制在 3~5 分钟。

9. 对于难以安抚的剧烈啼哭，家长应及时带宝宝前往最近的医疗机构就诊，以免延误病情。

注意事项

➢ 家长不要通过过度摇晃宝宝来试图终止其啼哭。

➢ 家长不要轻易给宝宝更换奶粉或停止母乳喂养。

第二章

中毒

食物中毒

食物中毒指的是进食被细菌或细菌毒素污染的食物或食物本身含有毒素而引起的中毒症状，常见的食物中毒以恶心、呕吐、腹痛、腹泻等消化道症状为主要表现，家庭急救原则类似。

1. 家长应保持孩子的呼吸道通畅，密切观察孩子的面色、呼吸、意识情况。

2. 进食有毒食物 1 小时内，如果孩子无意识障碍，家长可用筷子压孩子的咽部催吐，但应注意呕吐物误吸引起的窒息；如果孩子有意识障碍，家长应避免催吐。

3. 如果孩子腹泻严重，家长应鼓励其多饮水；如果孩子呕吐严重，应暂禁食水，待呕吐症状缓解后再开始少量饮水。

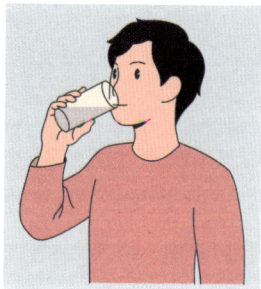

4. 家长应及时带孩子前往最近的医疗机构就诊或拨打 120 急救电话。

注意事项

➤ 注意饮食清洁，不生食肉类，生熟食分开加工处理，剩菜需要冷藏存储。

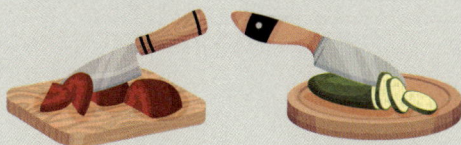

有毒植物中毒

科普角 常见有毒植物有毒蘑菇、乌头、白果、苦杏仁、木薯等，常因误食、烹饪方法不当、进食过量引起中毒。不同植物导致中毒的机制不同，临床表现各异，但家庭急救原则类似，中毒早期的有效干预与预后密切相关。

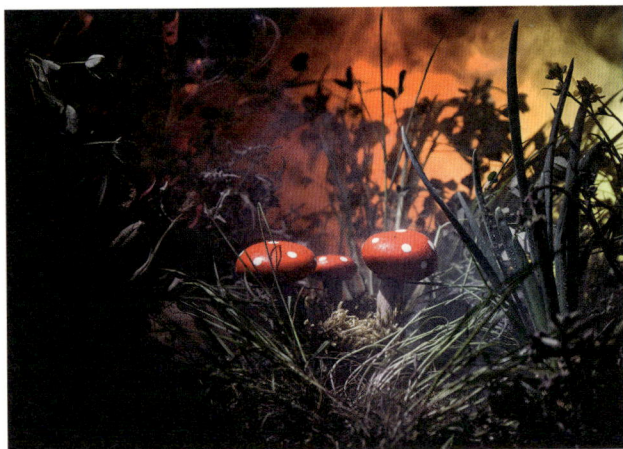

家庭急救

1. 家长应保持孩子的呼吸道通畅，密切观察孩子的面色、呼吸、意识情况。

2. 进食有毒食物 1 小时内，如果孩子无意识障碍，家长可用手或筷子压孩子的咽部催吐，

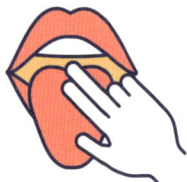

但应注意呕吐物误吸引起的窒息；如果孩子有意识障碍，家长应避免催吐。

3. 家长应及时带孩子前往最近的医疗机构就诊或拨打 120 急救电话。

注意事项

➢ 在白果上市季节，家长应避免让孩子捡食。

➢ 发芽的土豆应该及时扔掉，不要食用。

➢ 不随意采摘、购买、食用野生蘑菇。

➢ 不生食苦杏仁。

有机磷农药中毒

有机磷农药是我国使用最广泛的一类杀虫剂，代表性的有机磷农药有对硫磷、内吸磷、马拉硫磷、敌敌畏、乐果、敌百虫等。有机磷农药可经消化道、呼吸道及皮肤黏膜进入人体引起中毒。不同农药导致中毒的机制不同，临床表现各异，但家庭急救原则类似，中毒早期的有效干预与预后密切相关。

有机磷农药的中毒表现包括恶心、呕吐、腹痛、腹泻、流涎、呼吸道分泌物增多、瞳孔缩小、肌肉震颤、头晕、头痛、乏力、烦躁、惊厥、呼吸困难等。

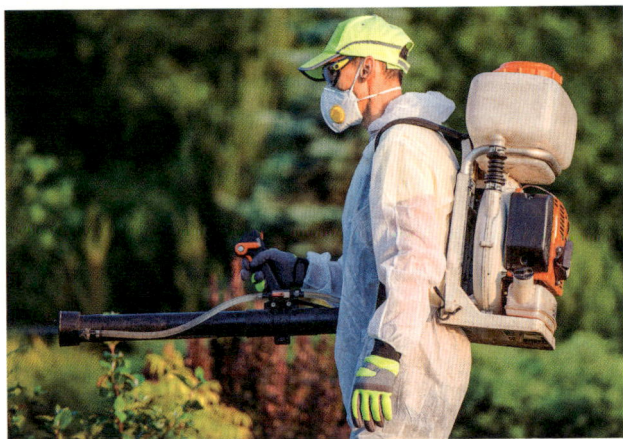

1. 家长应立即帮孩子脱去被农药污染的衣物。

2. 家长用肥皂水帮孩子清洗被农药污染的部位，之后用清水冲洗，直至闻不到农药味道。

3. 经口误服农药 1 小时内，如果孩子无意识障碍，家长可用筷子压孩子的咽部催吐，但应注意呕吐物误吸引起的窒息；如果孩子有意识障碍，家长应避免催吐。

4. 家长应及时带孩子前往最近的医疗机构就诊或拨打 120 急救电话。

注意事项

➤ 家长应该将农药放置在孩子不能触及的地方，不带孩子到刚施农药的地方玩耍。

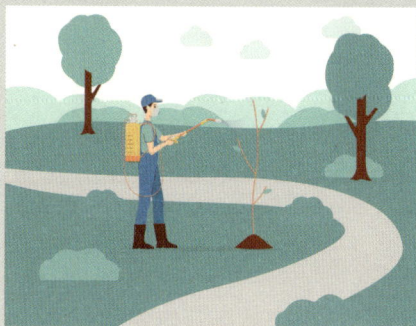

> ➤ 发现孩子有机磷农药中毒后，不宜使用沐浴
> 露、洗衣液清洗，禁止使用酒精涂抹，因为
> 以上物质均有可能加速毒物吸收。

百草枯中毒

科普角 百草枯在农业领域应用广泛，但其对人毒性极高，且无特效解毒药，目前我国已经禁止其销售及使用，但仍有百草枯中毒案例发生。

皮肤黏膜接触百草枯可表现为腐蚀作用，引发灼烧性疼痛，伴皮肤黏膜糜烂、溃疡；经口误服可出现恶心、呕吐、腹痛、腹泻、血便、皮肤黄染、尿频、尿急、尿痛、精神意识障碍。百草枯损害最突出的器官在肺，大量口服者可以表现为呼吸困难、呼吸衰竭、肺出血；非大量口服者肺部病变进展缓慢，呼吸困难症状逐渐加重，最终出现呼吸衰竭。

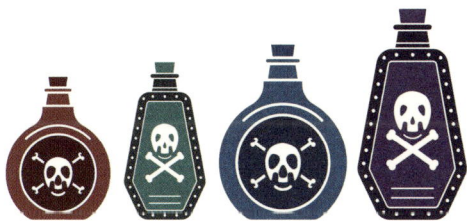

家庭急救 **1.** 家长应立即帮孩子脱去被百草枯污染的衣物。

2. 经口误服百草枯 1 小时内，如果孩子无意识障碍，家长可用筷子压孩子的咽部催吐，但应注意呕吐物误吸引起的窒息；如果孩子有意识障碍，家长应避免催吐。

3. 家长用肥皂水帮孩子清洗被百草枯污染的部位，之后用清水冲洗。

4. 如果孩子的眼睛被沾染，家长应用清水为其冲洗眼睛。

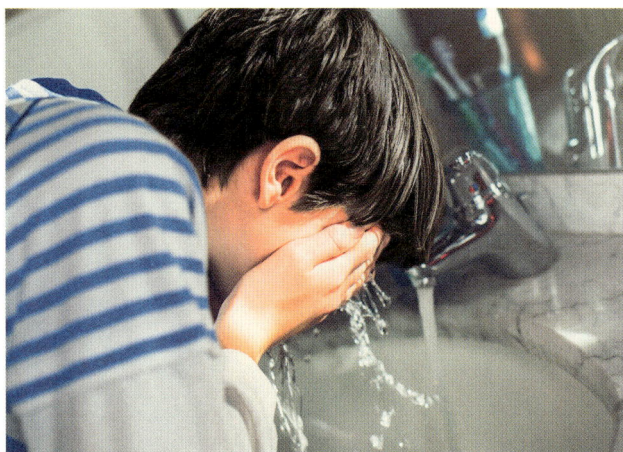

5. 家长应及时带孩子前往最近的医疗机构就诊或拨打120急救电话。

注意事项

➤ 家长应该将百草枯放置在孩子不能触及的地方，不带孩子到刚施农药的地方玩耍。

杀鼠药中毒

我国自 2004 年起已禁止使用毒鼠强和氟乙胺等剧毒灭鼠药，目前广泛使用的灭鼠药是第二代长效抗凝血杀鼠药，代表药物为溴鼠灵（大隆）。由于长效抗凝血杀鼠药起效慢，临床表现隐匿，不易识别，常导致延误抢救时机。

杀鼠药的中毒表现包括鼻出血、牙龈出血、皮肤淤斑、血尿、血便等出血表现，长期慢性出血还有皮肤苍白、乏力、精神差等贫血表现。不同杀鼠药引起的中毒症状不同，但家庭急救原则类似。

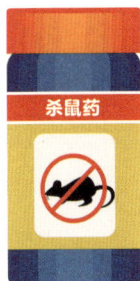

1. 误服抗凝血类杀鼠药 1 小时内，如果孩子无意识障碍，家长可用筷子压孩子的咽部催吐，但应注意呕吐物误吸引起的窒息；如果孩子有意识障碍，家长应避免催吐。

2. 家长应密切观察孩子有无出血表现及精神意识情况。

3. 家长应及时带孩子前往最近的医疗机构就诊或拨打 120 急救电话。

注意事项

➢ 家长应该将杀鼠药放置及投放在孩子不能触及的地方。

金属和类金属中毒

科普角 重金属及其化合物可通过消化道、呼吸道及皮肤进入人体引起中毒，对人体危害较大的重金属主要有铅、汞、砷、镉等，一般家庭中接触机会较少，中毒常发生在与重金属相关的化工厂中。若居住在化工厂附近，也有中毒的可能。不同金属及其化合物引起的中毒症状不同，但家庭急救原则类似。

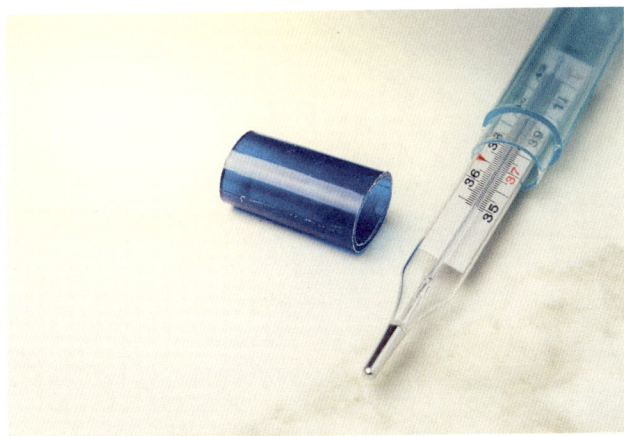

家庭急救 **1.** 对于经口服中毒的情况，如果孩子无意识障碍，家长可用筷子压孩子的咽部催吐，但应注意呕吐物误吸引起的窒息；如果孩子有意识障碍，家长应避免催吐。

2. 对于经呼吸道吸入中毒的情况，家长应该立即开窗通风，尽快带孩子脱离中毒环境。

3. 对于经皮肤接触中毒的情况，家长应该立即用大量清水帮助孩子冲洗接触部位。

4. 家长应及时带孩子前往最近的医疗机构就诊或拨打 120 急救电话。

注意事项

➢ 家长应该避免带孩子到化工厂附近玩耍。

➢ 日常生活中应使用质量合格的油漆，购买质量合格的玻璃制品及餐具。

常用药物中毒

科普角 儿童常因误服药物或药物服用过量引起急性中毒，药物种类不同，中毒机制不同，临床表现也各有不同，但家庭急救原则类似。

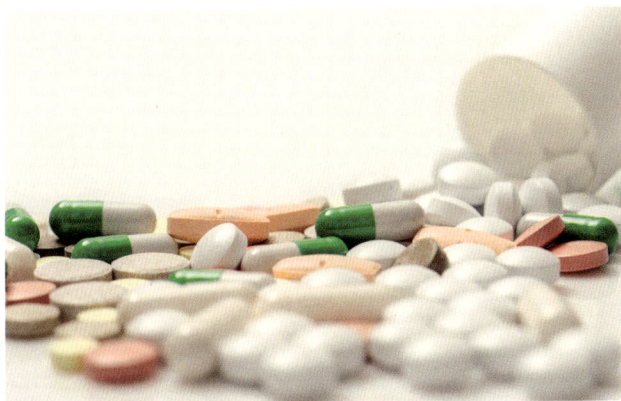

家庭急救

1. 家长应保持孩子呼吸道通畅，密切观察孩子的面色、呼吸、意识情况。

2. 经口误服药物 1 小时内，如果孩子无意识障碍，家长可用筷子压孩子的咽部催吐，但应注意呕吐物误吸引起的窒息；如果孩子有意识障碍，家长应避免催吐。

3. 家长应及时带孩子前往最近的医疗机构就诊或拨打 120 急救电话。

注意事项

➤ 在日常生活中，家中的药物应妥善保管，特别是高危药物（心血管药物、安眠药、抗癫痫药、精神麻醉类药物等），应放置在孩子接触不到的地方。

煤气中毒

科普角

家用天然气的主要成分是甲烷，可导致窒息。液化石油气是多种烃类气体的混合物，主要因其麻醉作用引起中毒。当煤气、木炭等燃料燃烧不充分时可产生一氧化碳，也可导致中毒。

煤气中毒表现包括头晕、头痛、恶心、呕吐、乏力等，严重的可引起昏迷、呼吸抑制、尿失禁等。不同类型煤气中毒的家庭急救原则类似。

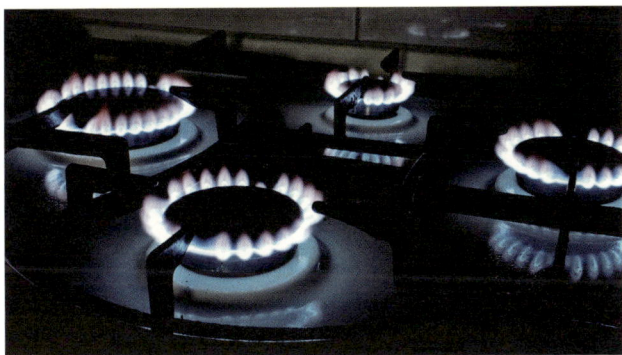

家庭
急救

1. 家长应立即关闭气源，开窗通风。

2. 迅速带孩子脱离中毒环境，转移至通风处。

3. 如果孩子出现心搏骤停，家长应立即进行心肺复苏，并拨打 120 急救电话。

4. 家长应及时带孩子前往最近的医疗机构就诊或拨打 120 急救电话。

注意事项

➢ 在现场应用湿毛巾捂住口鼻，弯腰行走或匍匐以降低身体高度。

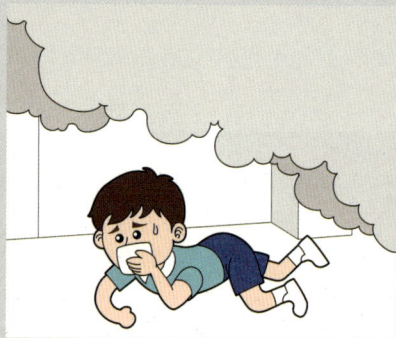

➢ 进入现场不要开电灯、油烟机等电器，以免发生爆炸。

➢ 使用煤气烹饪、取暖、沐浴时，注意通风。

➢ 热水器、煤气灶等设备应该安装在通风处，定期进行检修。

➢ 有条件的家庭可在厨房和放置热水器的房间安装煤气报警装置。

日用品中毒

误食洗发水、肥皂、洗衣液、洗洁精、护发素可导致恶心、呕吐、腹痛、腹泻等消化道症状，严重的可导致消化道穿孔、惊厥、昏迷等。上述物品接触眼睛可引起疼痛、充血等表现。不同日用品中毒的家庭急救原则类似。

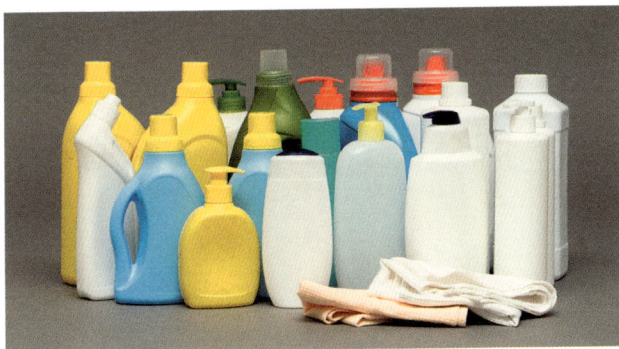

1. 家长应立即让孩子口服牛奶，这样做可以起到稀释有毒物及保护黏膜的作用。

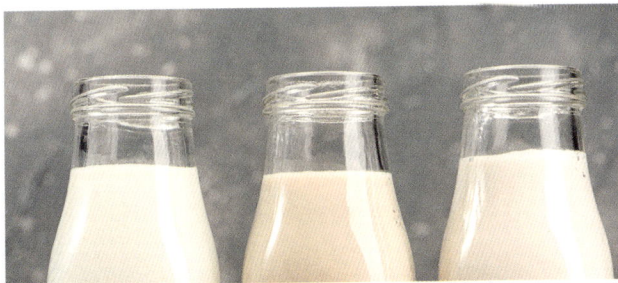

2. 如果孩子的眼睛接触到上述物品，家长应用清水帮助其冲洗眼睛。

3. 家长应保持孩子呼吸道通畅，密切观察孩子的面色、呼吸、意识情况。

4. 家长应及时带孩子前往最近的医疗机构就诊。

注意事项

➤ 家长应将生活用品放置在孩子接触不到的地方，同时对于低龄儿童加强教育。

➤ 部分物品可能具有一定的腐蚀性，不宜催吐，以免造成消化道二次损伤。

乙醇中毒

乙醇，俗称酒精，中毒可表现为面色潮红或苍白、言语增多、含糊不清、头晕，严重者意识障碍、惊厥发作、皮肤湿冷、面色苍白、大小便失禁、呼吸节律异常、呼吸困难。

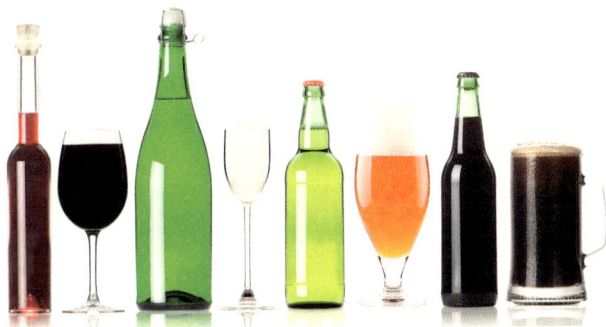

1. 如果孩子口服量不多，可将其头部偏向一侧，保持呼吸道通畅，防止误吸、窒息。

2. 可给孩子吃一些水果，有解酒、补液、利尿的作用。

3. 如果孩子口服量较多，对于意识清醒的孩子，家长可以尝试用筷子、勺子等刺激其舌根催吐，减少机体对酒精的吸收，催吐过程中需要密切注意呕吐物误吸引起的窒息；对于已经出现意识障碍的孩子，家长不要自行催吐。

4. 家长应及时带孩子前往最近的医疗机构就诊或拨打 120 急救电话。

意外事故

猫狗咬伤

猫狗是家庭中常见的宠物，孩子跟猫狗玩耍时容易放松警惕不慎被咬伤或抓伤，如果处理不当，很容易导致皮肤甚至全身感染，一旦感染狂犬病毒，病死率及死亡率极高，切不可轻视。

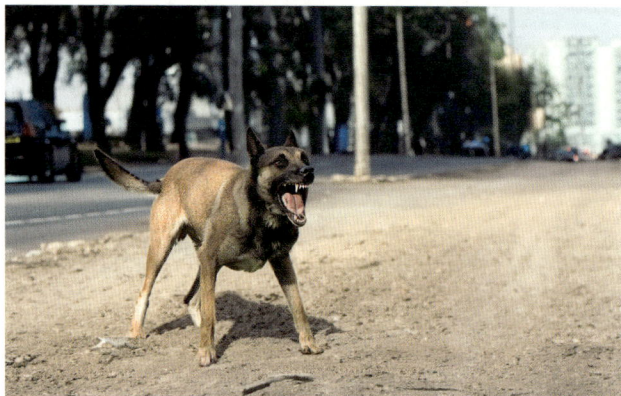

1. 猫狗咬伤的伤口往往外面小，里面深，被咬伤后应立即用肥皂水或清水冲洗伤口，冲洗时尽量把伤口扒开，反复冲洗，持续至少半小时。冲洗的水量要大，水流要急。

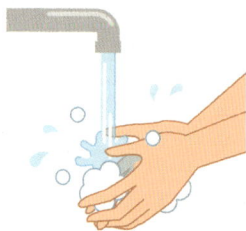

2. 彻底冲洗伤口后用稀碘伏或其他消毒液涂擦或清洗伤口。

3. 用干净的纱布轻轻盖在伤口上。

4. 全程注射人用狂犬病疫苗，目前比较常用的注射方式共5针次，分别于咬伤当日、第3日、第7日、第14日及第28日注射。

5. 家长应及时带孩子前往最近的医疗机构就诊。

注意事项

➢ 被动物咬伤的孩子可能遗留一部分心理创伤，通常在受伤后的几周或几个月内出现，表现为尿床、做噩梦、入睡困难等，家长应该多关注孩子的表现并给予关心和安慰，必要时可求助专业的心理医生。

毒蛇咬伤

我国大约存在 50 种毒蛇，分布具有地域性。无法判断毒蛇种类和不确定是否被毒蛇咬伤时，应先按毒蛇咬伤处理。

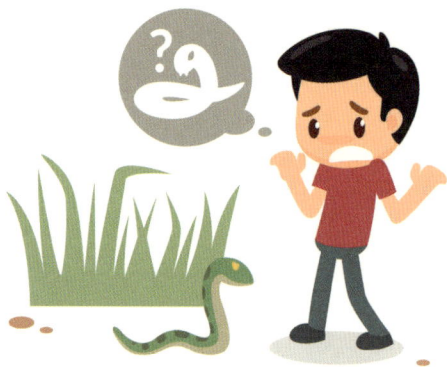

毒蛇咬伤后的中毒表现分为三类。

1. 神经系统中毒表现

咬伤处局部麻木，逐渐向躯干蔓延，出现头晕、视力障碍、眼睑下垂、张口及吞咽困难、语言障碍、肢体麻痹、呼吸困难等，严重者可出现意识障碍及循环衰竭。

2. 血液循环中毒表现

咬伤处局部剧痛、肿胀，伴邻近部位淋巴结疼痛，逐渐向躯干蔓延，伴胸闷、气促、发热、畏寒、意识障碍，可出现全身广泛出血。

3．混合中毒表现

兼具神经系统中毒和血液循环中毒表现，但不同类型的毒蛇表现各有侧重。

家庭急救

1． 家长应立即用绳索捆绑孩子被咬伤部位近心端上 5cm 处，每间隔 20 分钟左右放松 2 分钟。

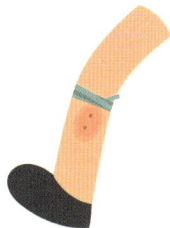

2． 从伤口四周向中心反复挤压排出毒素，同时用清水冲洗，若有毒牙留置，应该将其挑出。

3． 可以使用吸乳器或拔罐等吸出毒液。

4． 千万不可以用嘴吮吸毒液。

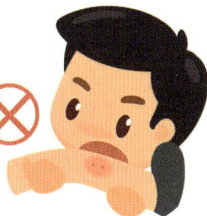

5． 家长应及时带孩子前往最近的医疗机构就诊或拨打 120 急救电话。

注意事项

➢ 不确定是否被毒蛇咬伤时，应先按毒蛇咬伤处理。

毒蜂蜇伤

科普角 蜂类主要包括蜜蜂、胡蜂等，胡蜂也就是马蜂、黄蜂，毒性较强。被蜂蜇伤后可出现蜇伤部位局部疼痛、红肿，严重时可出现水疱、淤血，甚至坏死。部分人可以出现口唇及面部肿胀、呼吸困难、头晕、头痛、恶心、呕吐、发热、烦躁不安、意识障碍、惊厥发作、尿色加深、皮肤黄染，严重者可出现呼吸循环衰竭。

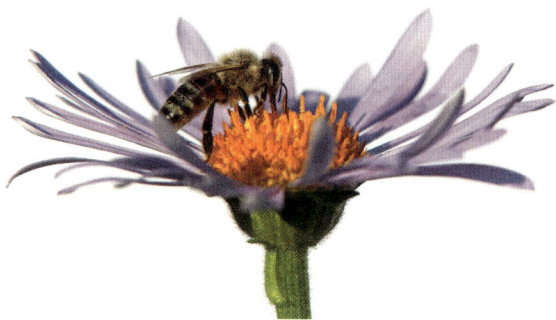

家庭急救 **1.** 如果家长发现孩子的蜇伤部位有尾刺留置，应拔除尾刺。

2. 被胡蜂蜇伤，可用食醋冲洗；被其他蜂蜇伤，可用肥皂水冲洗。

3. 家长应保持孩子呼吸道通畅，密切观察孩子的面色、呼吸、意识情况。

4. 家长应及时带孩子前往最近的医疗机构就诊。

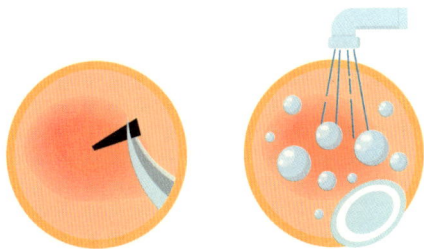

蜈蚣、蜘蛛和毒蝎咬伤

被小型蜈蚣咬伤后通常不会引起中毒，仅在被咬部位局部出现红肿、疼痛，可自行缓解。被大型蜈蚣咬伤后可出现局部红肿、剧痛，形成水疱，可出现头晕、恶心、呕吐、意识障碍、惊厥发作等表现。

普通蜘蛛一般无毒，但被少数蜘蛛咬伤后可引起严重中毒，甚至危及生命。

被毒蝎蜇伤后蜇伤部位可出现麻木、疼痛、肿胀等表现，伴局部淋巴结肿大，可出现头晕、头痛、意识障碍，严重者可出现呼吸循环衰竭。

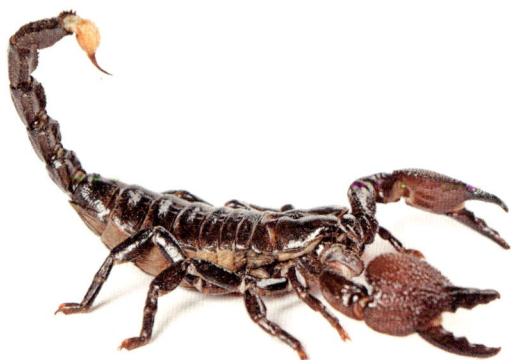

1. 家长应该立即用肥皂水帮助孩子冲洗伤口，被毒蝎蜇伤时应拔除钩刺。

2. 为孩子冷敷被咬伤部位，可减轻局部疼痛感。

3. 家长应及时带孩子前往最近的医疗机构就诊。

海蜇蜇伤

海蜇，即水母，触须有毒，误触后可引起中毒，导致刺胞皮炎，严重者可引起过敏性休克，甚至死亡。

海蜇误触后的中毒表现包括被刺部位有触电样刺痛感，并出现线状排列的红肿、红斑、风团、水疱、坏死样改变；可出现肌肉关节疼痛、头晕、头痛、恶心、呕吐、胸闷、心悸、气促、呼吸困难等。

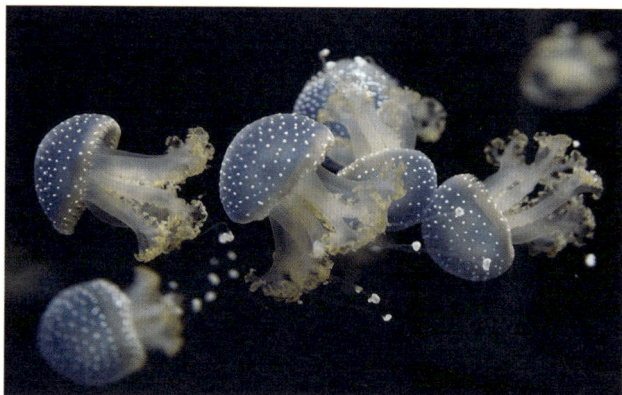

1. 家长应立即带孩子离开水边，戴上手套后用镊子或者用卡片将残留的触须去除，用海水帮孩子冲洗蜇伤部位。

2. 用肥皂水为孩子反复冲洗伤口。

3. 家长应及时带孩子前往最近的医疗机构就诊。

注意事项

➢ 不要用淡水冲洗蜇伤处。

➢ 不要徒手触碰蜇伤部位以免自己被蜇伤。

➢ 不要到设立安全警示牌的海边游泳、玩水。

➢ 不要雨后下海游泳、玩水。

➢ 发现海蜇时不要徒手抓取。

隐翅虫咬伤

可对人体造成威胁的隐翅虫被称为毒隐翅虫，被它咬伤后可引起隐翅虫皮炎。人体接触毒隐翅虫毒素后可出现水肿性红色皮疹，常伴有丘疹、水疱及脓包，部分有糜烂、渗出，伴瘙痒、灼烧感。

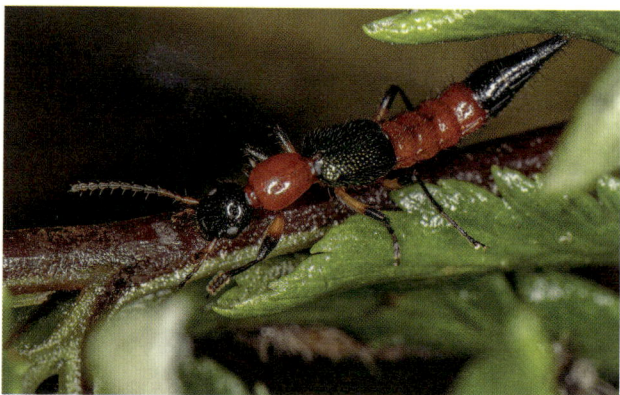

1. 发现毒隐翅虫爬上皮肤时，应该立即用嘴将其吹走。

2. 用肥皂水冲洗接触部位。

3. 家长应及时带孩子前往最近的医疗机构就诊。

注意事项

➤ 禁止用手拍打毒隐翅虫。

➤ 进入毒隐翅虫较多的区域时应尽量穿长衣长裤，减少皮肤暴露。

➤ 如果要长时间停留在毒隐翅虫较多的区域，可提前使用适合的驱虫药。

扭伤和挫伤

扭伤和挫伤是常见的软组织闭合性损伤，导致软组织受伤、微血管破裂出血，继发局部炎症反应。

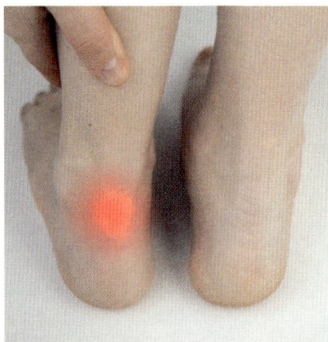

扭伤和挫伤的表现包括受伤部位局部肿胀、疼痛、青紫、皮下淤血，但表面无伤口，严重者可以出现肌肉撕裂、血管神经损伤、深部血肿及关节活动障碍。

1. 一旦发生扭伤和挫伤，应立即冷敷受伤部位，注意不要热敷。

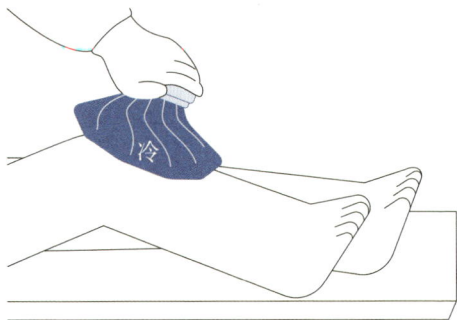

2. 如果出现血肿，可以进行加压包扎，以减少组织内出血或淤血。

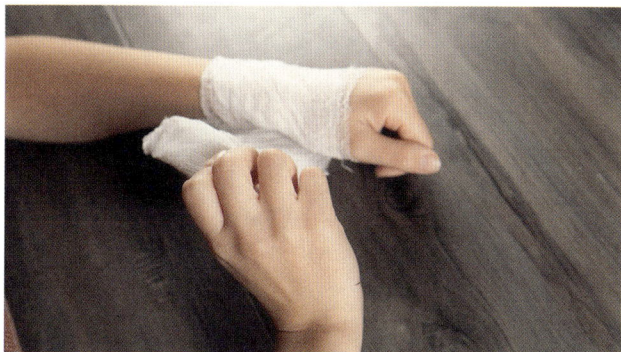

3. 关节扭伤后应该固定制动。

4. 家长应及时带孩子前往最近的医疗机构就诊。

注意事项

➤ 伤后 24 小时内不要热敷，不要按摩受伤部位。

➤ 关节扭伤后 2 周内不要过度活动以免损伤关节。

割伤、刺伤和擦伤

割伤是指软组织被刀具、玻璃等锋利物品切开，容易伤及神经、血管及肌腱。

刺伤是指软组织被针、刀、钉子、剪等尖锐物刺入所导致的损伤，皮肤伤口较小，但常伴有深部组织损伤，可伤及重要的血管、神经、肌腱等，可导致化脓性感染及破伤风。

擦伤是指钝性物体与皮肤摩擦造成的以表皮剥脱为表现的损伤。

割伤、刺伤、擦伤的家庭急救原则类似。

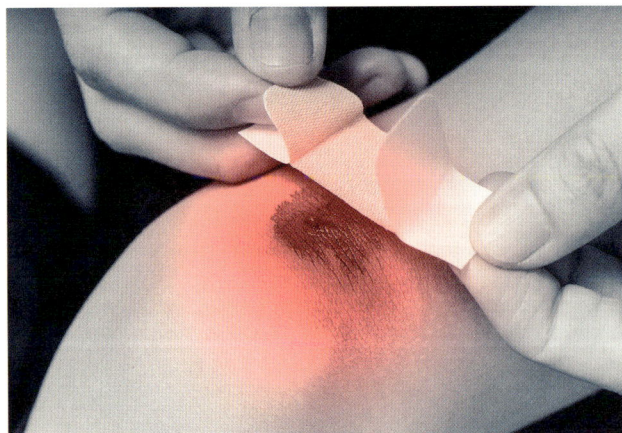

1. 家长应使用医用酒精或碘伏为孩子清洁受伤部位，如果伤口内有异物，应该将其取出。

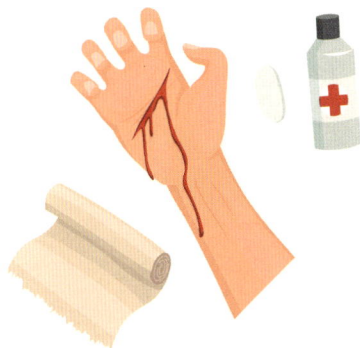

2. 用创口贴或清洁纱布包扎伤口，保持伤口清洁、干燥。

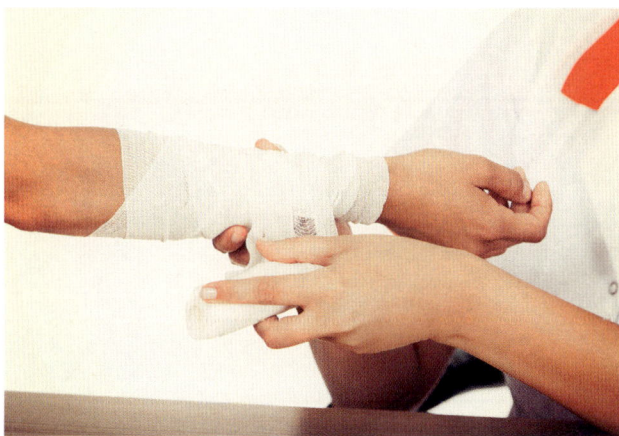

3. 如果伤口出血量较大，应让孩子抬高患肢，用止血带止血（上肢捆绑在上臂的上 1/3 处，下肢捆绑

在大腿中上 1/3 处），间隔 30~40 分钟松开止血带 1~2 分钟。

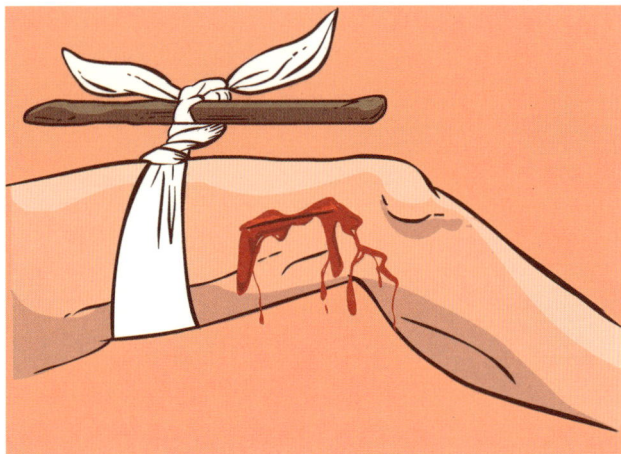

4. 家长应及时带孩子前往最近的医疗机构就诊。

注意事项

➤ 注意保持创面清洁、干燥，定期更换伤口敷料并评估伤口情况。

➤ 医生会结合孩子的年龄及伤口情况评估是否需要启动破伤风免疫接种程序。

婴幼儿破伤风免疫接种程序（国家规范）

疫苗名称	缩写	接种年（月）龄														
		出生时	1月	2月	3月	4月	5月	6月	8月	9月	18月	2岁	3岁	4岁	5岁	6岁
百白破疫苗	DTaP				第1次	第2次	第3次				第4次					
白破疫苗	DT															第1次

注：表内空项示示无须接种年龄。

潜在高危人群的破伤风免疫接种程序

免疫史	最后一剂加强至今时间	伤口性质	破伤风类毒素疫苗	破伤风被动免疫制剂（破伤风抗毒素或破伤风免疫球蛋白）
全程免疫	<5年	所有类型伤口	无须	无须
全程免疫	5~10年	清洁伤口	无须	无须
全程免疫	5~10年	不洁或污染伤口	需要[a]	无须
全程免疫	>10年	所有类型伤口	需要	无须
非全程免疫或免疫史不详	——	清洁伤口	需要[b]	无须
非全程免疫或免疫史不详	——	不洁或污染伤口	需要	需要[c]

注：a，受伤后接种一次破伤风类毒素，接种剂量为0.5mL；b，受伤后完成全程免疫，即在受伤后第0天、1个月后、7个月后分别接种一次破伤风类毒素，每次接种剂量为0.5mL；c，一次性肌内注射破伤风免疫球蛋白250～500U。

挤压伤

科普角 挤压伤指身体受到压迫，造成受累部位肌肉肿胀，可伴随神经损伤，严重的挤压伤可累及内脏器官。

挤压伤的表现包括受伤部位无明显伤口，局部有肿胀、淤血、发绀，可伴随恶心、心悸、少尿等，如果内脏器官被挤压，可出现消化道出血、咯血，严重者可出现休克。

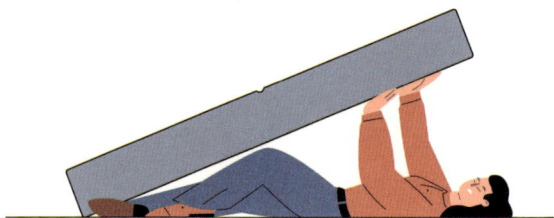

家庭急救

1. 家长应迅速搬开挤压物。

2. 如果是肢体被挤压，可立即冷敷受伤部位。

3. 固定受压肢体，减少活动。

4. 家长应及时带孩子前往最近的医疗机构就诊。

注意事项

➢ 伤后不要热敷，不要按摩受伤部位。

烧伤

由热液、火焰、高温物体、蒸汽、电、化学物质引起的皮肤或其他组织损害统称为烧伤。烧伤是儿童意外伤害的第二大常见原因，约 90% 的儿童烧伤发生在家庭中，其预后与能否得到及时、有效的现场救治有关。

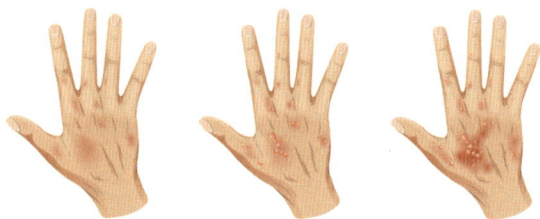

1. 火焰烧伤

让孩子立即倒地，使其身体着火部位向上，用水或厚布帮助其灭火。如果现场有浓烟，用湿毛巾或防火面罩捂住口鼻，匍匐逃离现场。

2. 电烧伤

施救者在施救前应该首先确保现场环境安全，关闭电源或者使用绝缘物体将孩子与带电物分离，避免过多搬动孩子。

3．化学物品烧伤

施救者首先做好个人防护，然后迅速移除孩子身上被污染的衣物，用大量清水冲洗皮肤至少20分钟。

4．脱离致伤源后

立即用清洁的水或自来水冲泡受伤部位进行降温，不宜冲洗的部位可用浸湿的清洁棉布湿敷，局部降温的同时要注意保暖。尽快去除烧焦的、沾染化学物品的或者被热液浸湿的衣物，最好用剪刀剪开衣物，避免直接脱衣导致皮肤撕脱，已经粘连在皮肤上的衣物不要强行去除。

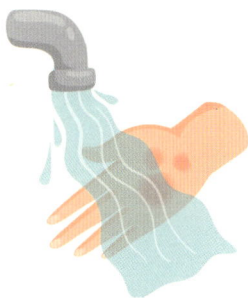

5．家长应及时带孩子前往最近的医疗机构就诊或拨打120急救电话。

注意事项

➢ 避免使用冰水或冰块进行降温。

➢ 不要自行刺破烧伤引起的水疱。

➢ 不要在烧伤部位自行涂抹药物或生活用品（如牙膏、香油、酱油等）。

➢ 应该提高家长及孩子的安全防范意识，正确安装家用电器、妥善放置家用清洁剂，家庭中可准备灭火器、灭火毯、防火面罩等防火设备。

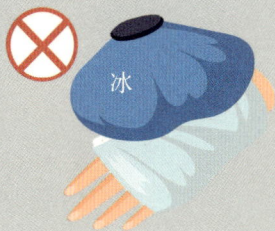

冰

冻伤

科普角 冻伤是指由于低温或机体长时间暴露在寒冷环境下使全身或局部温度下降而引发的损伤，损伤程度与寒冷的强度、风速、湿度、受冻时间以及人体局部和全身状态相关。重度冻伤的病程长、治疗复杂、致残率高，救治是否及时有效与预后密切相关。

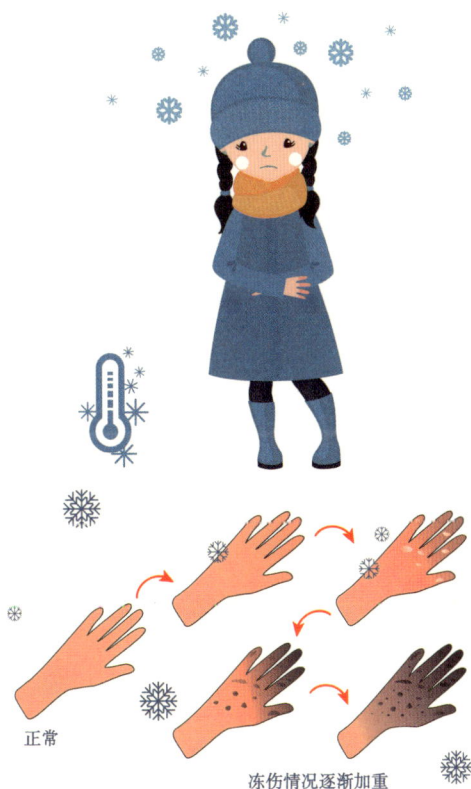

正常

冻伤情况逐渐加重

1. 发现孩子冻伤后，家长应该立即用棉被、毛毯或厚衣物包住冻伤部位，并带孩子脱离寒冷环境。

2. 将冻伤部位的紧身衣物去除，将孩子放入温水（37～39℃）中帮助其恢复体温。如果条件不允许，家长可以把孩子的冻伤部位放在自己腋下或腹股沟等暖和的地方复温。

3. 温水浸泡到冻伤肢体皮肤转为红润即可，不宜长时间浸泡，及时风干皮肤。不宜用毛巾擦拭，以免造成皮肤进一步损伤，然后穿上干燥的厚衣物保暖。

4. 家长应及时带孩子前往最近的医疗机构就诊。

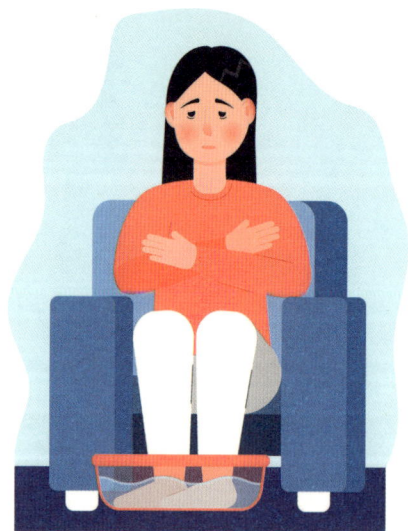

注意事项

➤ 避免长时间停留在容易冻伤的环境中。

➤ 处于低温环境时保持皮肤及贴身衣物干燥，注意增加衣物，定期检查四肢感觉是否正常。

➤ 不要用冰或雪涂抹冻伤部位。

➤ 不要活动冻结的肢体，足部冻伤后不要下地行走。

➤ 复温时避免水温过热造成烫伤，不可以用火烘烤冻伤部位。

➤ 不要自行戳破冻伤部位的水疱，以免造成感染。

骨折

骨头的完整性被破坏或连续性被中断，称为骨折，多见于儿童及老年人。

骨折的表现包括骨折部位疼痛、肿胀、功能障碍，可见畸形和异常活动，可伴随发热、休克等表现。

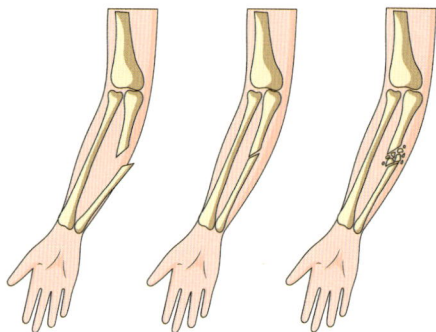

1. 如果有开放性伤口，可用清洁纱布压迫止血，如果出血量大，可抬高患肢，用止血带止血（上肢捆绑在上臂的上 1/3 处，下肢捆绑在大腿中上 1/3 处），间隔 30 ~ 40 分钟松开止血带 1 ~ 2 分钟。

2. 如果骨头已经戳出创口，应用清洁纱布包扎。

3. 就地取材用硬物固定骨折部位。

4. 家长应及时带孩子前往最近的医疗机构就诊或拨打 120 急救电话。

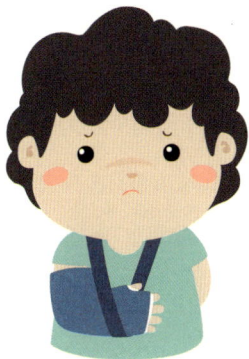

注意事项

➢ 不要自行将已经戳出创口的骨头还纳体内。
➢ 不要自行冲洗伤口。

肢体断离

肢体断离指遭受严重创伤导致肢体被严重损伤并离断，根据离断程度分为完全性离断和不完全性离断。肢体断离后现场的恰当处置和及时送往有条件进行再植手术的医院是影响预后的关键。

1．包扎伤口

使用清洁纱布包扎伤口，最好不用止血带。如果出血量大，可抬高患肢，使用止血带止血，操作方法可参考骨折部分。

2．对于不完全性断离的肢体

就地取材用硬物固定。

3．对于完全性断离的肢体

需要干燥保存离断的肢体，此项最为重要，以下以断指为例进行介绍。

（1）将断指放入干净的塑料袋中密封好。

（2）将密封好的装有断指的塑料袋放入杯子中。

（3）将冰块放入保温杯或者保温桶中。

（4）将放置断肢的杯子放入装有冰块的保温杯或保温桶中。

4. 家长应及时带孩子前往最近的医疗机构就诊或拨打 120 急救电话。

注意事项

➢ 不要将离断的肢体直接放入任何液体中。

➢ 冷藏保存离断的肢体时不要将肢体直接与冰块接触。

关节脱位

关节脱位是指关节稳定结构受到损伤，使关节面失去正常的对合关系。在儿童中常因家长过度牵拉造成桡骨小头半脱位，称为牵拉肘。不同关节脱位有不同的表现，但有相似的特点，受伤关节常表现出疼痛、肿胀、活动受限，与对侧关节相比形态上不对称。早期复位固定是康复的关键。

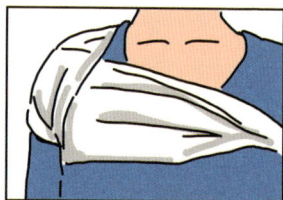

肘关节固定　　　　　　肩关节固定

家庭急救

1. 固定好受伤关节，避免活动。

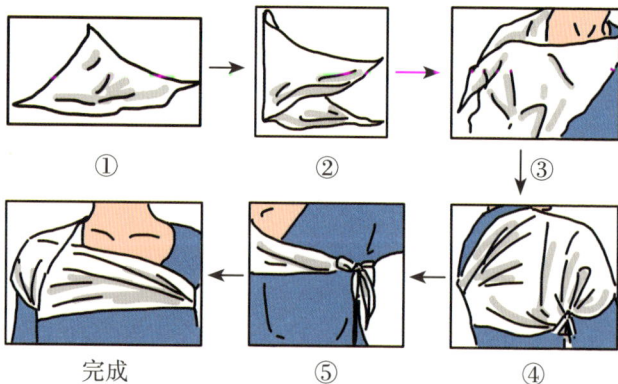

①　　　　②　　　　③

完成　　　　⑤　　　　④

（1）肩关节固定步骤：①准备一张三角巾，没有三角巾的可用床单等物品替代，折叠成三角形；②将三角巾底边对折，呈燕尾状；③将燕尾对向受伤侧脖子，使三角巾大部分落在受伤的肩部；④在患侧腋下交叉缠绕并固定打结；⑤在对侧腋下将两燕尾拉紧，打结固定。

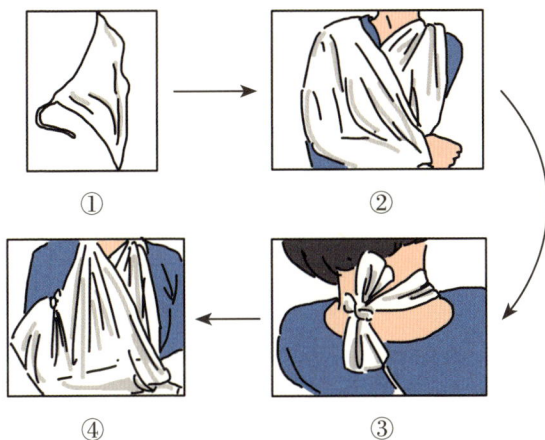

（2）肘关节固定步骤：①准备一张三角巾，没有三角巾的可用床单等物品替代，折叠成三角形；②将患肢放于三角巾中部，使顶角越过肘关节；③两底角在颈后打结，使患侧肘关节呈 90° 屈曲；④将顶角整理好、固定，将肘关节放置在三角巾中固定。

2. 家长应及时带孩子前往最近的医疗机构就诊或拨打 120 急救电话。

腿抽筋

抽筋是指肌肉突然发生不自主的强直性收缩，伴随肌肉疼痛，肢体难以活动，其中以腿抽筋最为常见。通常由于运动前热身不充分、剧烈运动、大汗后未及时补充电解质、长途跋涉、缺钙、寒冷等引发。

1. 剧烈运动中发生抽筋，应该立即停止运动，收紧脚趾，缓慢拉伸小腿。

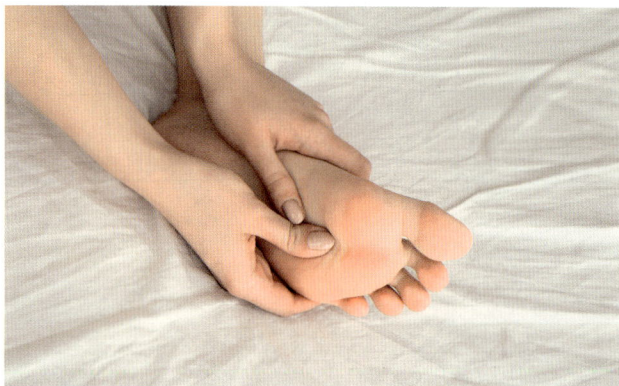

2. 同时按摩抽筋部位的肌肉。

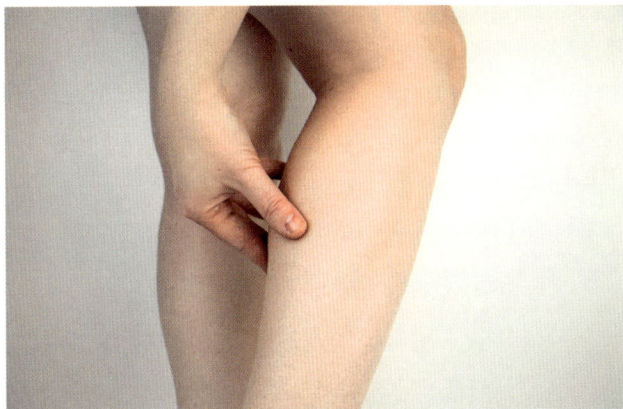

3. 如果经常发生不明原因的抽筋，建议及时就医查明原因。

注意事项

➢ 剧烈运动前应充分热身。

➢ 拉伸过程中注意力度，不要牵拉过度造成软组织损伤。

鼻腔异物

科普角 异物入鼻多发生于儿童玩耍嬉戏时，无意将小物件塞进鼻孔，异物以小珠子、小豆子、橡皮、纽扣、花生米为多见。鼻腔异物可导致未感冒但出现鼻塞，单侧鼻孔流鼻涕，若异物留存时间过长，还会出现恶臭鼻涕、鼻黏膜糜烂等症状。

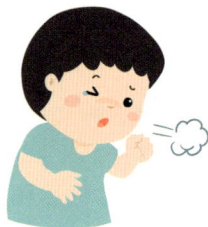

家庭急救

1. 家长应安抚孩子的情绪，尽量使其保持安静。

2. 引导孩子用口呼吸，不要用鼻呼吸，以免将异物吸入气管。

3. 如果异物较大，大部分露在外面，可以轻轻用手或镊子将其捏住取出。动作应轻柔，不能勉强，以免损伤鼻腔，或捏碎异物掉入气管形成气管异物。

4. 引导孩子取头略低位，用手紧按无异物一侧的鼻孔，让其用力擤鼻，也可尝试让孩子嗅胡椒粉，诱使其打喷嚏将异物排出。

5. 家长应及时带孩子前往最近的医疗机构就诊。

眼内异物

科普角 眼部常见的异物有沙尘、小飞虫、木屑、金属等，异物入眼后患者可能出现眼痛、流泪、眼睛发红等症状。

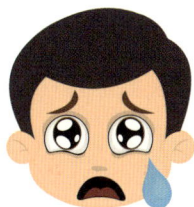

家庭急救

1. 家长应安抚孩子的情绪，不要让孩子用力揉眼，以免擦伤角膜。

2. 引导孩子轻轻闭眼或眨眼几次，让微粒随眼泪流出。

3. 使用清洁的水冲洗眼部。

4. 如上述方法无效或异物嵌入角膜，应用干净的纱布轻轻盖住孩子的眼睛。

5. 家长应及时带孩子前往最近的医疗机构就诊。

外耳道异物

科普角 耳部常见异物有小石子、小飞虫、纽扣、豆类等，异物入耳后可能出现耳鸣、耳痛、耳内瘙痒、眩晕等症状。

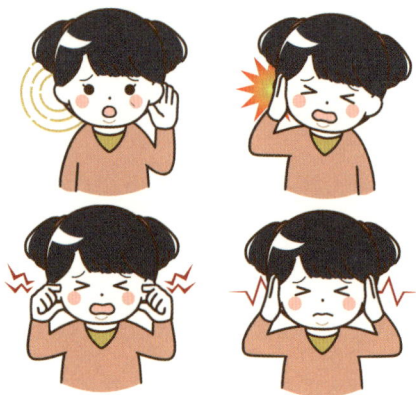

家庭急救

1. 可嘱孩子将头偏向异物侧，单脚跳，异物可能会被跳出。

2. 如异物可见，可用胶粘物质涂在棉签上，将异物粘出。

3. 如果是昆虫入耳，可用灯光对着孩子的外耳道，诱导昆虫爬出。

4. 家长应及时带孩子前往最近的医疗机构就诊。

气管异物

气管异物是最常见的婴幼儿意外伤害，有下列表现者，应警惕气管异物的可能性：突然剧烈呛咳、用手卡住脖子、惊恐的眼神、气喘、呼吸困难、不能说话或声嘶、面色发红、逐渐发绀。如果不能立即解除异物梗阻，严重者可迅速因窒息、缺氧而死亡。因此，第一时间予以急救非常重要。

1．胸部按压－背部叩击法（该方法适用于1岁以内的孩子）

（1）将孩子置于俯卧位，家长一手托着孩子的下颌，保护其头颈部，让孩子趴于家长的前臂，家长将该手臂置于一侧膝盖处，孩子整体处于头低足高位。

（2）家长用另一只手的掌根部进行叩击，叩击部位在孩子双侧肩胛骨正中的背部，用力连续叩击5次。

（3）叩击结束后，家长将叩击的手掌护住孩子的头部，将其身体翻转，检查孩子的口腔内是否有异物咳出。

（4）如异物未咳出，应继续进行胸部按压，按压部位为孩子两乳头连线中点，家用一手的示指和中指并拢，利用指腹的力量连续按压 5 次。

（5）按压结束后再次检查异物是否咳出。

以上动作可重复进行，直至异物咳出或者急救人员到达。

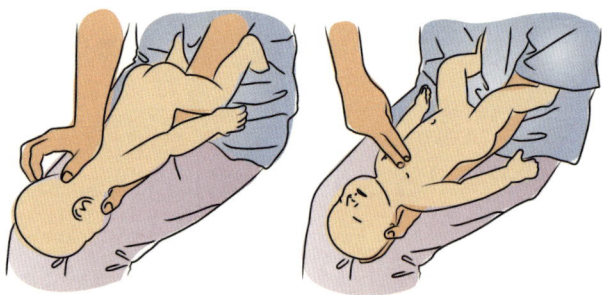

2．海姆立克急救法（该方法适用于1岁以上的孩子）

（1）施救者站在孩子身后方，一腿在前，插入孩子两腿之间，呈弓步，另一腿在后伸直，双臂环抱孩子的腰腹部。

（2）如果施救者与孩子身高差距过大，应采用跪式法：施救者跪在孩子身后，打开其双腿，孩子的双脚不离开地面，施救者的支撑腿位于孩子双腿之间。

（3）牢记"剪刀石头布定位法"：① "剪刀"：手指

位于孩子脐上 2 指；②"石头"：拳眼朝向孩子的腹部，抵住 2 指位置；③"布"：用另外一只手的手掌包住拳头。

（4）将孩子身体前倾，施救者快速用力连续向后上方冲击 5 次。

以上动作可重复进行，直至异物咳出或者急救人员到达。

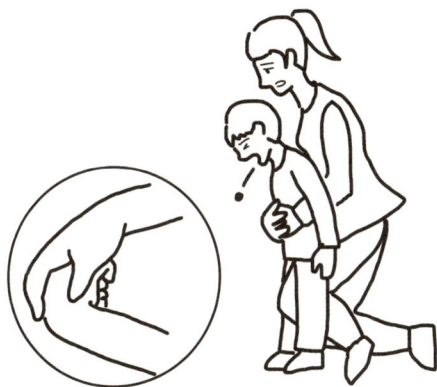

注意事项

➢ 在孩子吃东西时，应让其尽量保持安静并认真看护，不要奔跑、打闹及说话，不要讲笑话逗孩子大笑。

➢ 建议不要给 3 岁以下的孩子吃不易嚼碎的小颗粒食物，如坚果、花生、葡萄或果冻等，以免吸入异物引起窒息。

➢ 在采用以上急救方法的同时，应迅速拨打 120 急救电话，或者请家人邻居协助，以最快的速度将孩子送到医院，时间就是生命！

➢ 急救过程中注意观察孩子的呼吸及意识状态，如呼吸停止、意识丧失，应立即予以心肺复苏。

科普视频
扫码观看更多
急救知识讲解

食管异物

科普角 儿童由于心智不成熟，可能在玩耍时将钱币、纽扣等放于口中吞下，也可能误吞果核、鱼刺等，尖锐的异物可划伤消化道，引发出血等意外，光滑的异物也有可能引起消化道梗阻。

家庭急救 ## 1．误吞钱币或纽扣

如误吞物为钱币或纽扣等圆形光滑异物，家长应尽可能了解吞下异物的大小及误吞的时间，注意观察孩子的面色和呼吸，带孩子尽快就医。在误吞异物后的几天，家长应注意观察孩子的大便中是否有异物排出。

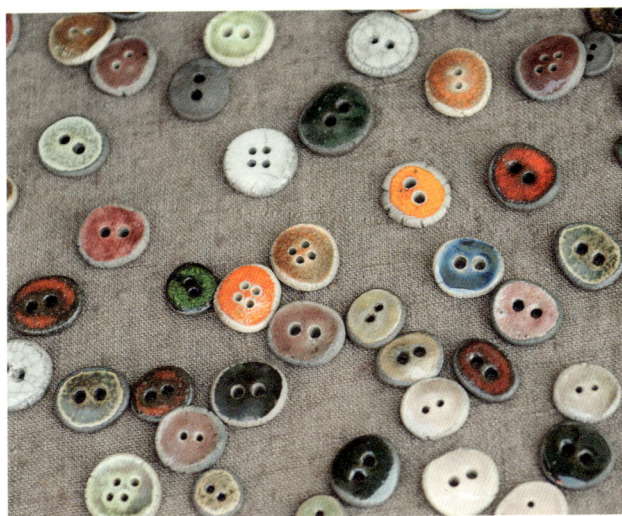

2．误吞水银

误吞水银常发生于孩子不慎咬破水银温度计的情况下，由于水银被消化道吸收较少，可让孩子多饮水，加速其排出。同时，家长应密切观察孩子的面色、呼吸等体征，及时就诊。

3．误吞果核

如误吞物为果核等尖锐异物，应高度警惕消化道划伤或穿孔的可能性。应在密切观察孩子面色及呼吸的同时尽快就医。在误吞异物后的几天，家长应注意观察孩子的大便中是否有异物排出。

4．误吞鱼刺

如误吞物为鱼刺，应高度警惕消化道划伤或穿孔的可能性，不要轻易尝试自行取出，也不推荐用吞饭或者喝醋的解决方法，以免加重消化道损伤。应在密切观察孩子面色及呼吸的同时尽快就医。

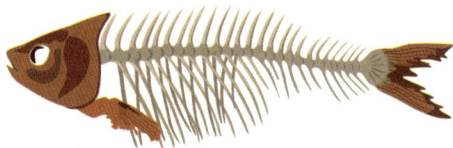

溺水

科普角

溺水是指在游泳、落水、水灾时发生的意外伤害，因大量水和泥沙堵塞呼吸道发生窒息，若抢救不及时，可在数分钟内死亡。对于溺水的抢救必须争分夺秒，第一时间在现场予以急救对于提高溺水者的生存率和生存质量尤为重要。

家庭急救

1. 如果溺水的孩子已经昏迷，经评估无自主呼吸，这意味着他发生了心搏骤停，此时最重要的急救措施为心肺复苏。应按照 A-B-C 的顺序进行，同时拨打120 急救电话。

A（airway）：打开气道。将溺水者救上岸后，迅速清理其呼吸道。将溺水者置于硬地面上，头部偏向一侧，打开其口腔，用纸巾或者手指清理其口鼻腔异物

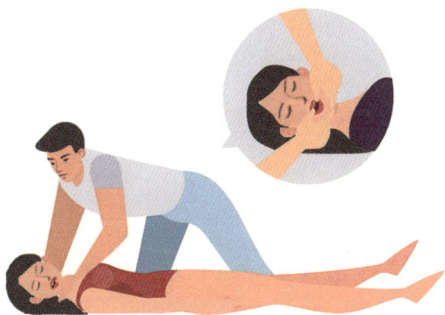

（淤泥、杂草等），松解其衣物，采用仰头举颏法开放气道（压额头，抬下巴），保持呼吸道通畅。

B（breathing）：人工呼吸。施救者一只手捏住溺水者的鼻子，对其进行口对口吹气，每次吹气时间约1秒钟，吹气时用余光观察溺水者的胸廓有无起伏。如溺水者为小婴儿，则施救者用嘴包住其口鼻进行吹气。

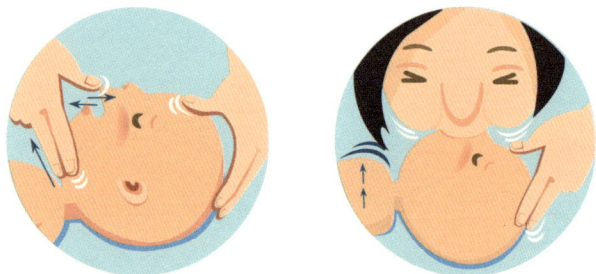

C（circulation）：胸外按压。根据患儿不同年龄，采用不同的按压手法（双指按压法、单掌或双掌按压法）。按压部位为两乳头连线中点（胸骨中下 1/3 处），按压频率为每分钟 100~120 次，按压深度为 4~5cm。连续按压 30 次、人工呼吸 2 次为 1 个循环，持续进行 5 个循环，约 2 分钟后判断复苏效果。上述流程应重复进行，直至溺水者意识、心搏和呼吸恢复或急救人员到达。

2. 如果溺水的孩子被救上岸后意识清醒，有呼吸和心搏，应予以陪伴并为其保暖，同时密切观察孩子的面色、呼吸和唇色等，如有不适应该及时就医。

注意事项

➢ 不要将孩子单独留在卫生间或厨房这些有水的地方，以免发生意外。浴缸、水桶、脸盆等盛水容器，不用的时候应将水倒掉，避免孩子接触以上容器。

➢ 不要让孩子到陌生水域游泳，也不要到无安全设施、无救援人员的水域游泳。

➢ 如果不会游泳或体力不足，切莫下水施救，以免悲剧再次发生。

➢ 没有任何证据显示水会作为异物阻塞气道，操作不当反而会使溺水者胃内容物流出堵塞气道，也会延误心搏骤停者开始心肺复苏的最佳时机。所以，针对溺水者，在急救时无须控水、排水！

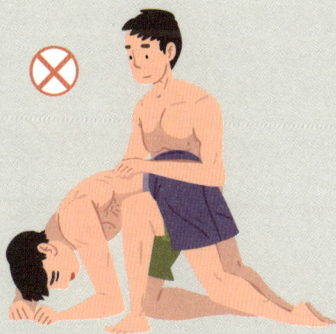

第四章

常用急救技术

心肺复苏

科普角 心搏骤停是指因各种因素导致的机体心搏和呼吸停止，如果得不到及时抢救，在 4~6 分钟之后就会造成脑细胞不可逆损伤，遗留不同程度的神经系统后遗症；心搏骤停超过 10 分钟，即会发生永久性脑损伤。因此，一旦发现孩子出现心搏骤停，应立即在现场实施心肺复苏。

家庭急救

1. 评估环境及患儿的意识

对于 1 岁以上的孩子，用手轻拍孩子的双肩并大声数次呼喊："喂！你怎么了？"对于 1 岁以下的孩子，可以用手弹其足底。边拍（或边弹）边观察孩子的反应，如有无应答、哭闹，以及其他肢体运动。如无反应及应答，则判定为意识丧失。

（1）**大声呼救**：让周围人帮助拨打 120 急救电话、取自动体外除颤器（AED）。

（2）**评估呼吸**：将孩子呈平卧位，侧耳靠近孩子的口鼻，观察其胸腹部有无起伏，口里计数"1001，1002，1003，1004，1005，1006，1007……"

数一个 4 节拍数字的时间约为 1 秒，5～10 秒内完成呼吸评估。如孩子胸腹部无起伏，或为叹气样呼吸，则判定为无呼吸。

（3）如果判定孩子为意识丧失、无呼吸，即可判定为心搏骤停。此时应让孩子平躺在硬平面上（如地面），松解其衣领及裤带，立即实施心肺复苏。

2. 心肺复苏

（1）心脏按压

➢ 部位：两乳头连线中点（胸骨中下 1/3 处）。

➢ 手法：1 岁以上的儿童，采用单掌或双掌按压法，如为双掌按压，左手掌紧贴孩子的胸部，五指翘起，右手掌向下环扣左手掌，掌根部为着力点，双臂伸直，不要屈肘，以髋关节为支点，背部为力臂，用上半身力量用力垂直按压。1 岁以内的婴儿，采用双指按压法，将一只手（通常为右手）的示指和中指并拢，用指腹的力量进行按压。

➢ 频率：每分钟按压 100～120 次（可以计数 2 节拍数：01，02，03，04……数 2 个 2 节拍数字的时间约为 1 秒）。

➢ 深度：4～5cm（胸廓前后径的 1/3）。

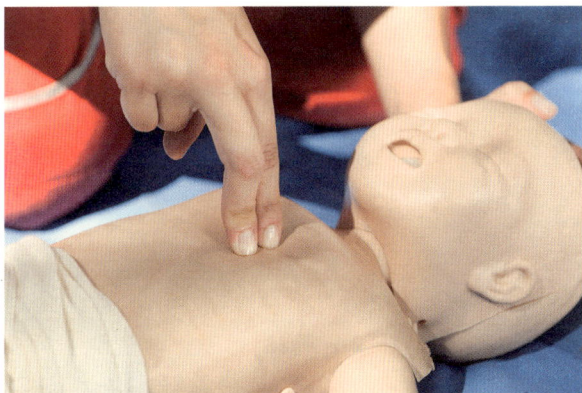

（2）**人工呼吸：**采用仰头抬颏法（压额头，抬下巴）
开放气道，将孩子的头部偏向一侧，清理其口鼻腔的
分泌物及异物。一只手捏住孩子的鼻子，口对口对其
吹气，每次吹气时间约 1 秒钟，吹气时用余光观察孩
子的胸廓有无起伏。如为婴儿，则用嘴包住其口鼻进
行吹气。如果有纱布或手帕，可将孩子的口鼻隔一下
（但不能影响通气）。

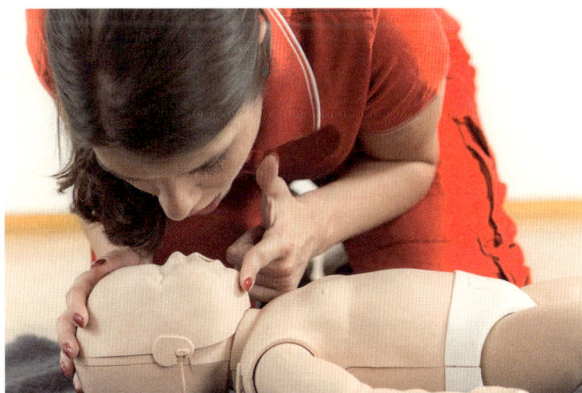

（3）判断复苏效果：连续按压30次、人工呼吸2次为1个循环，持续进行5个循环，约2分钟后判断复苏效果，方法同前。如果呼吸、心搏未恢复，则继续进行5个循环的心肺复苏后再次评估，直至患儿呼吸、心搏恢复或者急救人员/AED设备到来。

科普视频
扫码观看更多
急救知识讲解

自动体外除颤器的使用

科普角 自动体外除颤器，简称 AED，是专门供非医务人员使用的一种急救设备，可提高抢救成功率。AED 小巧轻便，携带方便，易于操作，使用方法简单。目前我国已在机场、火车站、游乐场、商业街区、学校等人群密集的场所安装了 AED。

AED 的原理是通过电击纠正心律，使心脏恢复跳动。对于心搏骤停的患者，AED 的使用时机为机器到位后立即使用，即随到随用。整个使用过程中都会有语音提示，操作者根据语音提示按步骤操作即可。

家庭急救

1. 开机

拿到 AED 后，操作者打开外包装，按下电源键，通常为橘色或绿色的按钮，按照提示进行操作（每一步均有提示）。将孩子胸前的衣服解开或剪开，如果有必要，用纸巾或毛巾将胸前的水擦去。

2. 贴电极片

听到仪器语音提示"按照图示将电极贴在病人胸部的皮肤上"，操作者取出 AED 仪器包里的两张电极片，去除电极片上的贴膜，将两张电极片分别贴于图示的指定位置，即一张贴于左侧腋窝下，一张贴于右侧胸部锁骨下方。

3．插入插头

继续听取语音提示"将电极插头插入亮灯处的插座上"，按照提示在亮灯处插入插头。

4．第一次清场

听到语音提示"正在分析病人心律，不要碰触病人"，伸出双手，大声发出明确指令："请大家离开，不要碰触病人"。此时另外一人立即停止心肺复苏，AED会自动分析患儿的心律。

5．第二次清场

如 AED 分析患儿为可除颤心律，则会继续发出语音提示"建议除颤，正在充电，不要接触病人身体"，操作者伸出双手，大声发出明确指令："请大家离开，不要碰触病人"。

6．除颤

AED 会继续发出指令"立刻进行除颤，按橘黄色（或绿色）按钮"，操作者按下放电键，语音继续提示

"除颤完成，如有需要，开始心肺复苏"，除颤完成后操作者继续进行心肺复苏。

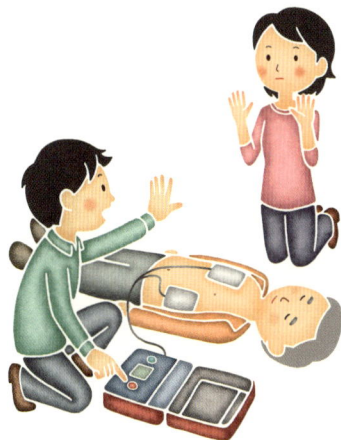

注意事项

➢ AED 一旦到场，应该立即使用。

➢ 按照电极片上的图示将电极片贴在正确位置。

➢ 在分析心律和放电前，需要两次清场。

➢ 在使用 AED 的过程中，全程不用取下电极
  片，不用关机，每两分钟 AED 会自动分析心律。

➢ 按下放电键，完成除颤后请立即开始心肺复苏。

科普视频
扫码观看更多
急救知识讲解

止血技术

血液是维持生命活动的重要物质之一，当出血量达到全身总血量的 20% 时，人就会出现休克，若不及时处理，可危及生命。

出血时通过一定方式快速让血液停止向外流动称为止血。常用的止血方法有指压动脉止血法及加压包扎止血法。

1．指压动脉止血法

这是一种快速、有效的止血方法，可作为止血的首选方法。施救者用手指把出血部位近端的动脉血管压在骨骼上，使血管闭塞而达到止血目的。出血部位不同，按压部位也不同。

（1）头顶部出血：施救者一手扶住受伤孩子的额部以固定头部，另一手的拇指压迫孩子外耳前上方的颞浅动脉（俗称"小耳朵"处）。

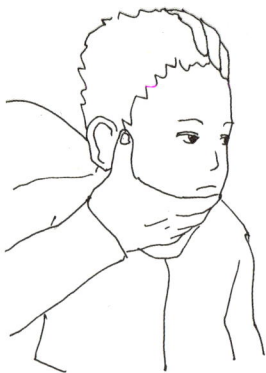

（2）**枕后出血：**施救者一手固定孩子的头部，另一手的拇指压迫孩子耳后乳突下稍外侧的枕动脉搏动点。

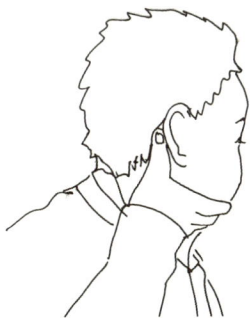

（3）**颜面部出血：**施救者一手固定孩子的头部，另一手的拇指压迫孩子位于下颌角前下方的面动脉，其余四指托住孩子的下颌部。

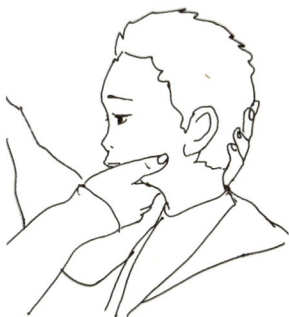

（4）**前臂出血：**施救者一手固定孩子的手腕，另一手在孩子肘窝尺侧（通常是测血压处）摸到肱动脉搏动处，用拇指压迫。

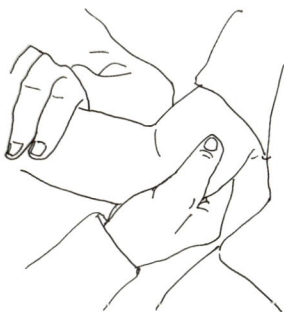

（5）**手掌、手背出血：**施救者用双手拇指摸到孩子桡动脉、尺动脉的搏动处，用双手拇指压迫。

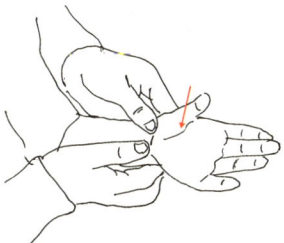

（6）**手指出血：**施救者用一手的拇指、示指压迫孩子指根两侧的指动脉搏动点。

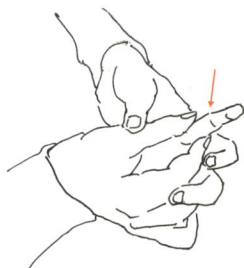

（7）**足部出血：**施救者用一手拇指垂直压迫孩子的足背动脉（足背中间近足踝处），另一手拇指垂直压迫孩子的胫后动脉（足跟内侧与脚踝之间）。

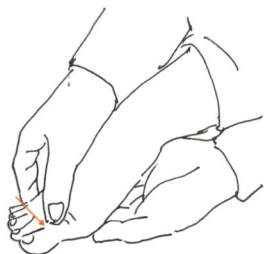

2．加压包扎止血法

伤口覆盖无菌敷料后，用纱布、棉花、毛巾、衣服等折叠成相应大小的垫，置于无菌敷料上，然后用绷

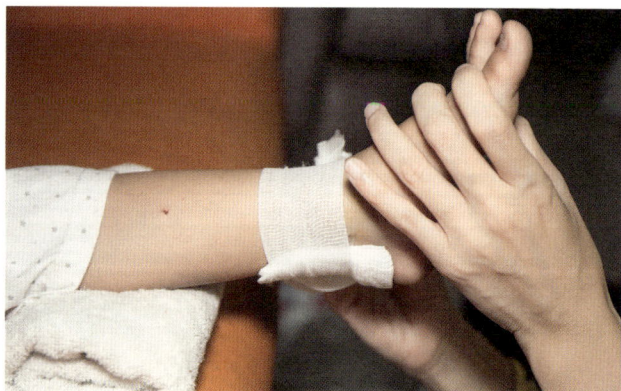

带、三角巾等紧紧包扎，以停止出血为度。这种方法可用于小动脉以及静脉或毛细血管出血的止血。当伤口内有碎骨片时，禁用此法，以免加重损伤。

四肢骨折固定

科普角 对骨折和受伤的肢体进行临时固定，可以避免骨折断端刺伤皮肤、血管和神经，保护伤口，减轻患者的痛苦。骨折固定的材料应就地取材，不要因寻找固定物品而延误抢救时间。

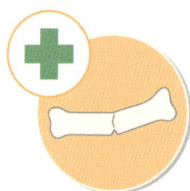

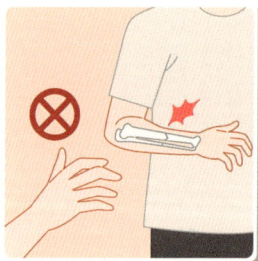

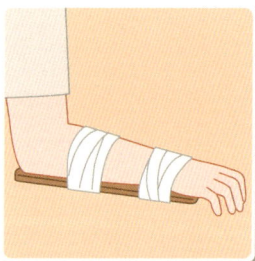

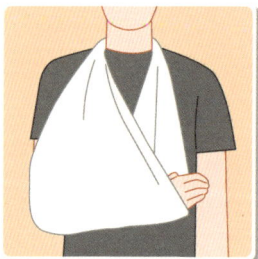

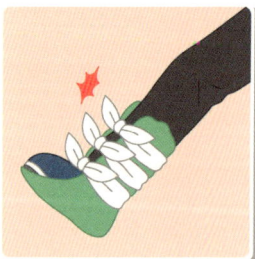

家庭急救 根据患者的具体情况选择合适长度及宽度的夹板。如没有定型夹板，可利用树枝、木棒、竹竿等作为夹板的替代品。如上述材料也无法获得，可用厚的纸板、杂志、报纸等包扎伤肢进行固定。

注意事项

➤ 先救命后治病。如患儿存在心搏骤停，应先进行心肺复苏；如患者有大出血，要先采取有效的止血措施，之后再固定骨折部位。

➤ 对于下肢和脊柱骨折，应就地固定，不要随意移动患儿。

➤ 绑扎过紧会影响骨折部位远端血运，固定后应密切观察患儿指（趾）甲的颜色及温度，如有苍白、青紫、发冷、麻木等情况，应立即松开重绑。

➤ 对于开放性骨折（肉眼可见骨头外露），严禁用水冲洗，对暴露于外的骨折断端绝不可纳回，以免加重深层组织的污染或损伤深层组织的血管、神经。可用消毒纱布或干净的布料进行简单包扎固定，尽快到医院进行进一步处理。

创伤的转运

1．颅脑或颈椎受损者

患儿平躺于硬板床上，如有颈托，可予以临时固定；如没有，可在患儿头部耳颊两侧分别放置衣物或泡沫，将头部及颈椎相对固定，从而避免剧烈摇动及晃动。

2．四肢骨折者

采用骨折简易固定法固定后进行转运，转运过程中注意伤肢保护，同时注意避免二次碰撞。

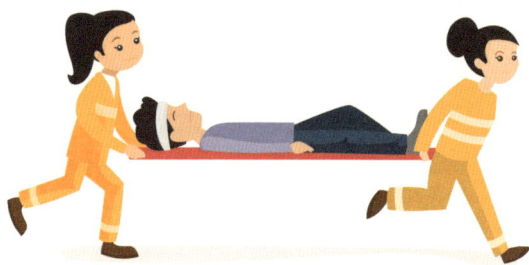

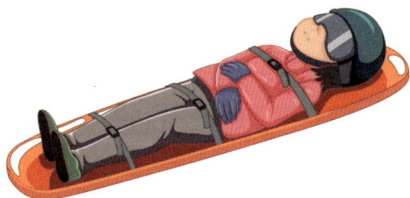

体温的测量

科普角　通常家庭测量的体温为外周体温。外周体温指皮肤表面温度和肌肉组织温度等，外周体温随着环境温度和皮肤血流量的变化而变化。安静状态下的外周体温标准值为 36～37℃。家庭常用的体温计包括腋温计和耳温枪等，人体正常体温会在一定范围内波动，只有超过正常的波动范围才属于异常体温，通常是升高，即发热。

操作方法

1. 腋温测量

测量前避免过度活动，擦干腋下皮肤，将温度计的感测头置于腋下最前端和身体平行的位置，手臂紧靠身体，确保体温计被皮肤完全覆盖且不受空气影响。持续测量 5～10 分钟后取出，刻度显示的数值即为即时体温。正常腋温为 36～37.4℃。

2. 耳温测量

测量前将耳道内的耳垢或异物清理干净，将耳朵轻轻向后拉，以使耳道伸直，将感测头放入耳道，按下测量键后等待 3～5 秒，显示屏上的数值即为即时体温。

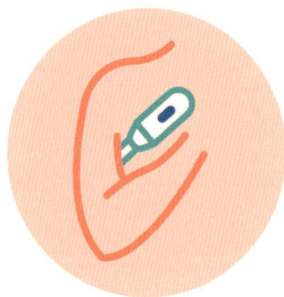

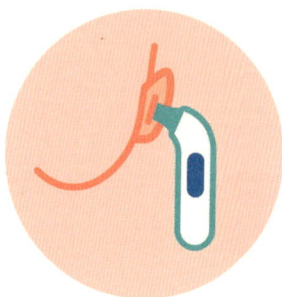

3．温度判定（以腋温为例）

➢ 36.0～37.4℃：正常。

➢ 37.5～38.0℃：低热。

➢ 38.1～38.9℃：中热。

➢ 39.0～40.9℃：高热。

➢ ≥41.0℃：超高热。

血压的测量

科普角 血压由收缩压和舒张压两部分组成。不同年龄儿童血压正常值如下。

收缩压（mmHg）= 年龄 ×2 + 80

舒张压（mmHg）= 收缩压 ×2/3

以电子血压计为例，正确的血压测量方法如下。

操作方法 1. 协助孩子取卧位或坐位，露出一侧手臂，伸直肘部，手掌向上，手臂水平部位与心脏平行。

2. 驱尽压脉带内的空气，将平整无褶的压脉带缠于上臂中部，使其下缘距肘部 2~3cm。压脉带缠绕松紧要适宜，以可容一指放入为宜。

3. 点击测量键后等待屏幕显示数值，取 3 次测量平均值作为血压值。

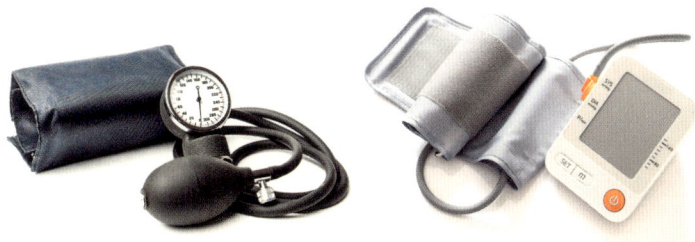

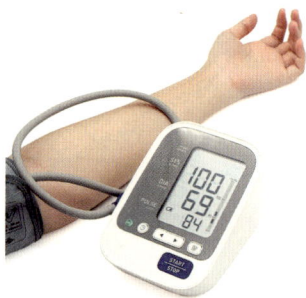

注意事项

➢ 要在孩子安静休息时测量血压，运动、情绪
波动后要休息 30 分钟再测量。

➢ 为保证测得的血压值具有可比性，要定时间、
定部位、定体位、专人测量。

➢ 选择宽窄适宜的压脉带，宽度通常为上臂长
度的 2/3。太宽测得的数值偏低，太窄测得
的数值偏高。

➢ 压脉带松紧以能放入一指为宜。太松测得的
血压值偏高，太紧测得的血压值偏低。

热敷

热敷是指利用热毛巾、热水袋，覆盖于人体局部皮肤，以达到扩张血管、松弛肌肉、改善局部血液循环、促进局部新陈代谢、缓解疲劳的作用。热敷的适应证包括为末梢循环不良（手足冰凉）的孩子保暖，消炎、消肿、加速组织再生，缓解疼痛。

1．热水袋法

水温以 40～45℃为宜，以用手背试温不烫为度。将热水灌至热水袋的 2/3 即可，排出袋内气体，拧紧螺旋盖，装进布套内或用毛巾裹好，放在患处。通常情况下，每次热敷 15～20 分钟，每天 3～4 次。

2．热毛巾法

把毛巾在热水中浸湿，拧干（以不滴水为度），用手腕部试温，以不烫手为宜，折叠后敷于患处，上面加盖干毛巾保温。一般每 3～5 分钟更换一次毛巾，最好用

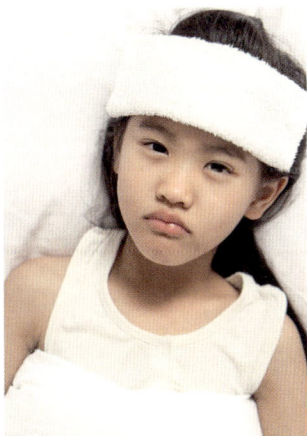

两块毛巾交替使用。每次热敷时间为 15 ~ 20 分钟，每天 3 ~ 4 次。

注意事项

➢ 对婴幼儿实施热敷时，温度要控制在 50℃以内，并应在外面多包一块大毛巾或将其放于两层毯子之间。

➢ 温度要适宜，每隔 2 ~ 3 分钟观察放置热水袋的部位，谨防烫伤。

➢ 热敷后应将局部皮肤擦干盖好，孩子不要立即外出，避免着凉。

➢ 不适合热敷的情况：①脏器出血、软组织挫伤、扭伤或砸伤初期（前 3 天）；②面部"危险三角区"感染化脓、皮肤湿疹、细菌性结膜炎。

冷敷

科普角
冷敷是指用冰袋或冷湿毛巾敷于额头、颈后或病变部位皮肤上，使局部血管收缩，降低组织细胞新陈代谢，减轻细胞继发性缺氧损害，减少细胞和血管渗出等，达到降温、消肿、止痛的功效。

操作方法
1. 冷毛巾法

把毛巾在冷水中浸湿，拧干（以不滴水为度），折叠后敷于患处。一般每 3 ~ 5 分钟更换一次毛巾，最好用两块毛巾交替使用。每次冷敷时间为 15 ~ 20 分钟，每天 3 ~ 4 次。

2. 冰袋法

将冰袋敷于病变部位皮肤上，也可用冰袋裹上毛巾敷于局部，冷敷过程中注意避免冻伤。每次冷敷时间为 15 ~ 20 分钟，每天 3 ~ 4 次。

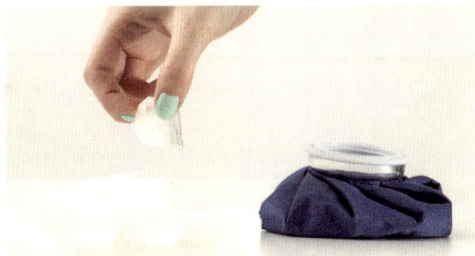

注意事项

➢ 皮肤破损、化脓、组织损伤、冷过敏者禁用冷敷法。

➢ 冷敷过程中应经常观察局部皮肤变化（每3～5分钟一次），如发现皮肤出现苍白、青紫等表现，表示静脉血淤积，应停止冷敷，否则会造成冻伤。

➢ 在冷敷过程中，若孩子出现寒战，呼吸、脉搏增快以及面色苍白等改变，应立即停止冷敷。

温水擦浴

温水擦浴是指用毛巾蘸上温水在颈部、腋窝、大腿根部擦拭，使皮肤血管扩张，血流量增加，达到散热的目的。温水擦浴的水温以 32～34℃为宜，与正常人皮肤温度相近，孩子感觉舒适。

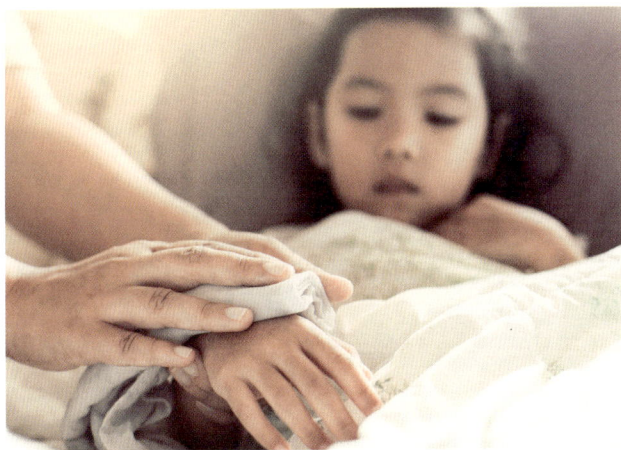

擦拭颈部、腋窝、腹股沟等大血管经过的部位，边擦边按摩，以利散热。全程控制在 15～20 分钟为宜。

注意事项

➤ 在温水擦浴过程中，注意防止孩子着凉，应提前关好门窗。若孩子出现寒战，呼吸、脉搏增快，面色苍白等改变时应立即停止擦浴。

➤ 因酒精浓度不易掌握，易造成酒精中毒，故不推荐对孩子进行酒精擦浴。

皮肤清洁消毒

科普角 皮肤清洁是指用流动的清水及洗液清理和去除皮肤表面的污渍。皮肤消毒是指用消毒剂杀灭或清除皮肤表面传播媒介的病原微生物，使之达到无害化处理。常见的皮肤消毒剂有乙醇（酒精）和聚维酮碘。

操作方法 ## 1．皮肤清洁

推荐七步洗手法，口诀是"内外夹弓大立腕"。

（1）洗手心（"内"）

（2）洗手背（"外"）

（3）洗手指缝（"夹"）

（4）双指扣（"弓"）

（5）转拇指（"大"）

（6）洗指尖（"立"）

（7）洗手腕（"腕"）

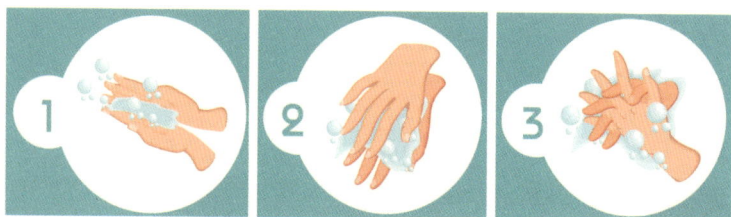

内　　　　外　　　　夹

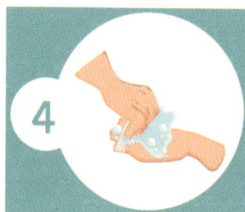
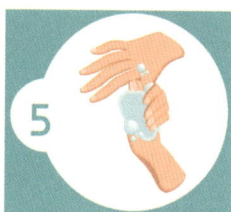

弓　　　　　大

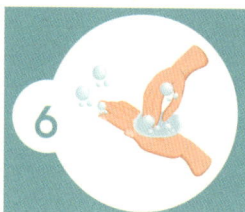
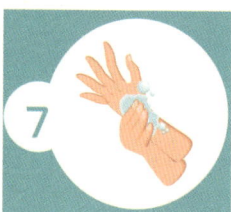

立　　　　　腕

2.皮肤消毒

（1）用无菌棉签或棉球蘸取少许消毒剂（酒精、聚维酮碘等），从需要消毒的皮肤表面中心顺时针擦拭皮肤，直径为 5 ~ 10cm。

（2）更换无菌棉签或棉球，逆时针第二次擦拭皮肤，如此反复 2 ~ 3 次，后一次的消毒范围小于前一次的消毒范围。

拨打120急救电话

科普角

"120"为我国统一的急救号码，该号码属于特殊号码，不收取任何费用。接通提示音："这里是××市××区（县）医疗急救中心"。

拨打120急救电话是向急救中心呼救的最简便、最快捷的方式。急救中心为群众提供24小时服务，在自己及身边人发生意外、遇到危险，需要紧急生命救护时，可选择拨打120急救电话进行求助。

注意事项

➤ 确定对方是不是急救中心。

➤ 在电话中讲清患者所在的详细地址，如××区××路××栋××室。

➤ 说清患儿的主要病情。

➤ 报告呼救者的姓名及电话号码。

➤ 如果有其他人，应派人在住宅门口或交叉路口等候，并引导救护车出入。

➤ 准备好随患儿带走的物品，如衣物、药品。

若是服药中毒的患儿，要把可疑的药品带上；若是断肢的患儿，要带上离断的肢体。

➢ 若救护车在 20 分钟内未出现，可再次拨打 120 急救电话。只要急救中心接到呼叫，一定会派出急救车。

➢ 在等待急救人员到达的过程中务必保持镇定，确保手机畅通，便于急救人员随时联系。

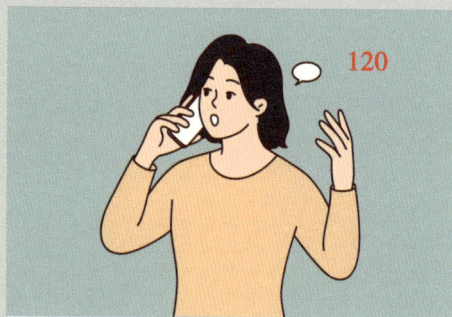

86